LASAT E ylberit të Gëzimit

Ushqeni trupin tuaj me 100 kupa shumëngjyrësh dhe të mbushur me lëndë ushqyese

Kujtim Elezi

Materiali i autorit ©2024

Të gjitha të drejtat e rezervuara

Asnjë pjesë e këtij libri nuk mund të përdoret ose transmetohet në çfarëdo forme apo mjeti pa pëlqimin e duhur me shkrim të botuesit dhe pronarit të së drejtës së autorit, përveç citimeve të shkurtra të përdorura në një përmbledhje. Ky libër nuk duhet të konsiderohet si zëvendësim i këshillave mjekësore, ligjore ose të tjera profesionale.

TABELA E PËRMBAJTJES

TABELA E PËRMBAJTJES..3
PREZANTIMI..7
LASAT E FRUTAVE ILBERT...9
1. TAS ME SHALQI KOKOSI...10
2. TAS AÇAÍ BOOST VITAMINA...12
3. GOJI BERRY TROPICAL SMOOTHIE BOWL...14
4. AÇAÍ SMOOTHIE BOWL ME QERSHI...16
5. TAS AÇAÍ ME MYSHK DETI..18
6. AÇAÍ MANGO MACADAMIA BOWL..20
7. FUQIA E LULEVE BRAZILIAN AÇAÍ BOWL...22
8. KUPAT E MËNGJESIT ME QUINOA KOKOSI...24
9. TAS ACAI ME KOKOS...26
10. AÇAÍ TAS ME KOKRRA TË KUQE ME INFUZION ME BAR LIMONI............................28
11. TAS ME KIVI ME KOKOS...30
12. TAS ME QERSHI KOKOSI...32
13. AÇAÍ BOWL ME MIKROGJELBËRIME LAKËR..34
14. AÇAÍ BOWL ME ARRA BRAZILI...36
15. AÇAÍ TAS ME BERRY ME SHEGË..38
16. TAS ME MATCHA JESHILE...40
17. AÇAÍ BOWL ME BANANE DHE KOKOS...42
18. TAS FRUTASH ME DJATHË VILË..44
19. TAS I GOJËS ME KOKRRA KOKOSI..46
20. KUNGUJ GOJI BOWLS...48
21. GOJI TAS ME KOS ME SUPERUSHQIM..50
22. GOJI BERRY SMOOTHIE BOWL..52
23. TAS ME KOKRRA KOKOSI..54
24. BUDA BERRY BOWL...56
25. TAS ME KOS GOJI BERRY...58

26. TAS ME PJESHKË KOKOSI...60
27. TAS ME ÇOKOLLATË BUDA...62
28. TAS ME PUDING GOJI BERRY CHIA...64
29. TAS ME BANANE PITAYA..66
30. TAS ANANASI ME KOKOS...68
31. TAS ME KOS ME FRUTA DRAGON DHE GRANOLA..........................70
32. SALLATË ME FRUTA DRAGOI DHE KIVI..72
33. TAS ME BERRY PITAYA..74
34. TAS JESHIL PITAYA...76
35. TAS ME AVOKADO JESHILE...78
36. TAS ME PAPAJA ME KOKOS..80
37. TAS TROPIKAL I BUDËS..82
38. TAS ME GJALPË KIKIRIKU BUDA..84
39. TAS ME MANGO KOKOSI...86
40. KUPAT E MËNGJESIT ME BYREK ME MOLLË..................................88
41. TASAT ME SHEGË DHE FREEKEH TABBOULEH..............................90
42. TASA ME PAPAJA ME VITAMINË C..92
43. TAS ME BOLLGUR GOJI BERRY...94
44. TAS AÇAÍ JESHIL ME FRUTA DHE MANAFERRA.............................96
45. TAS I GJELBËR I BUDËS..98
46. GJELBËR POWER FRUIT TAS...100
47. TAS ME BANANE ME GJALPË KIKIRIKU..102
48. TAS ME PROTEINA ME ÇOKOLLATË...104
49. TAS ME BERRY TOFU..106
50. GJELBËR PERËNDESHË FRUIT TAS..108
SALATAT FRUTA ME YLBER...110
51. SALLATË FRUTASH EKZOTIKE...111
52. SALLATË FRUTASH FESTIVE..113
53. SALLATË FRUTASH NË DIMËR...115
54. SALLATË KREMOZE ME FRUTA TROPIKALE..................................117
55. SALLATË FRUTASH NË STILIN FILIPINAS.....................................119

56. HAUPIA ME SALLATË FRUTASH EKZOTIKE...........................121
57. SALLATË FRUTASH AMBROSIA...........................124
58. SALLATË FRUTASH ME SALCË NENEXHIK...........................126
59. SALLATË FRUTASH NGA SRI LANKA...........................128
60. SALLATË FRUTASH MIMOZA...........................130
61. SALLATË FRUTASH MOJITO...........................132
62. SALLATË FRUTASH MARGARITA...........................134
63. SALLATË ME ORIZ ME FRUTA DHE ARRA...........................136
64. SALLATË FRUTASH ME ARRA...........................138
65. SALLATË ME PARFE ME FRUTA...........................140
KASAT E SALATAVE VEGJI YLBER...........................142
66. SALLATË ME YLBER...........................143
67. NASTURTIUM DHE SALLATË RRUSHI...........................146
68. SALLATË PANSI...........................148
69. SALLATË JESHILE ME LULE TË NGRËNSHME...........................150
70. SALLATË VERORE ME TOFU DHE LULE TË NGRËNSHME...........................152
LAKE POKE ILBERT...........................155
71. TAS ME FRUTA TË DRAGOIT DHE SALMON POKE...........................156
72. HAVAI AHI POKE...........................158
73. TUNA POKE BOWLS ME MANGO...........................160
74. TAS PIKANTE ME TON ME POKE...........................163
75. SHOYU DHE SPICY MAYO SALMON POKE BOWL...........................166
76. KALIFORNI IMITIM GAFORRE POKE LOJË ME BIRILA...........................169
77. KUPA PIKANTE ME POKE GAFORRE...........................171
78. KUPA ME KARKALECA KREMOZE SRIRACHA ME POKE...........................174
79. FISH DHE WASABI POKE BOWL...........................177
80. KETO SPICY AHI TUNA POKE BOWL...........................180
81. SALMON DHE KIMCHI ME MAYO POKE...........................183
82. KIMCHI SALMON POKE...........................185
83. KUPA ME TUNA TË PJEKURA...........................187
LAKE SUSHI YLBER...........................190

84. KUPA SUSHI PORTOKALLI..191
85. STIR-FRY TAS SUSHI..194
86. TAS SUSHI ME VEZË, DJATHË DHE FASULE JESHILE...................196
87. TAS SUSHI PJESHKE..198
88. TAS SUSHI RATATOUILLE..200
89. TAS SUSHI ME TOFU TË SKUQUR CRUNCHY................................202
90. TAS ME SUSHI ME AVOKADO...205
KASAT E BUDËS YLBER...207
91. TOFU SCRAMBLE BOWLS ME LAKRA BRUKSELI..........................208
92. KUPA NIÇOISE ME THJERRËZA DHE SALMON TË TYMOSUR.......211
93. KUPA ME SALMON TË TYMOSUR DHE SOBA NOODLE................214
94. KUPA MAROKENE ME SALMON DHE MELI...................................216
95. KUPA TAJLANDEZE ME KERRI ME KOKOS....................................219
96. KUPA VEGJETARIANE SUSHI...222
97. LULELAKRA FALAFEL POWER BOWLS...225
98. FASULE TË ZEZA DHE KUPA CHORIZO..228
99. KUPAT E MËNGJESIT ME TENXHERE TË NGADALTË.....................231
100. KUPAT E MËNGJESIT ME HIKËRROR DHE FASULE TË ZEZA.......234
PËRFUNDIM..236

PREZANTIMI

Mirë se vini në "LASAT E ylberit të Gëzimit", një aventurë kulinare që kapërcen të zakonshmen dhe ju fton në një botë ku çdo ngjyrë në pjatën tuaj është një premtim i ushqimit dhe kënaqësisë së pastër. Në një shoqëri të karakterizuar shpesh nga ushqime me ritme të shpejta dhe ushqime të nxituara, këto kupa ylber qëndrojnë si një fener gëzimi – një festë e fuqisë ushqyese që gjendet në spektrin e gjallë të bujarisë së natyrës.

Imagjinoni të hyni në një kuzhinë ku nuancat e gjalla të produkteve të freskëta krijojnë një gamë verbuese dhe çdo përbërës është një goditje peneli në kanavacën e një vakti të shëndetshëm. "LASAT E ylberit të Gëzimit" nuk janë thjesht një koleksion recetash; ato janë një odë për gëzimin që vjen nga përqafimi i një sërë përbërësish të ndryshëm , secili duke kontribuar në mirëqenien tuaj në një mënyrë unike.

Në këtë libër gatimi, ne nisim një udhëtim përmes shijeve dhe ngjyrave, duke eksploruar pasurinë ushqyese që çdo përbërës sjell në tryezë. Çdo tas është një kryevepër e kuzhinës, një simfoni teksturesh dhe shijesh që jo vetëm ngopin oreksin tuaj, por edhe ushqejnë trupin tuaj nga brenda.

Pavarësisht nëse jeni një person i aftë për botën e të ushqyerit të shëndetshëm ose një fillestar i etur për të eksploruar mundësitë e të ushqyerit të gëzueshëm, ky libër gatimi është udhëzuesi juaj. Së bashku, le të zhytemi në një botë ku çdo tas është një festë, çdo përbërës është një burim vitaliteti dhe çdo kafshim është një moment gëzimi i pastër.

Pra, me zemër të hapur dhe oreks si për ngjyrën ashtu edhe për ushqimin, lërini faqet e "LASAT E ylberit të Gëzimit" të jenë frymëzimi juaj. Qoftë e mbushur kuzhina juaj me gjallërinë dhe mirësinë që vjen nga përqafimi i një ylberi shijesh. Këtu është një jetë e gëzueshme, një tas shumëngjyrësh në të njëjtën kohë!

LASAT E FRUTAVE ILBERT

1. <u>Tas me shalqi kokosi</u>

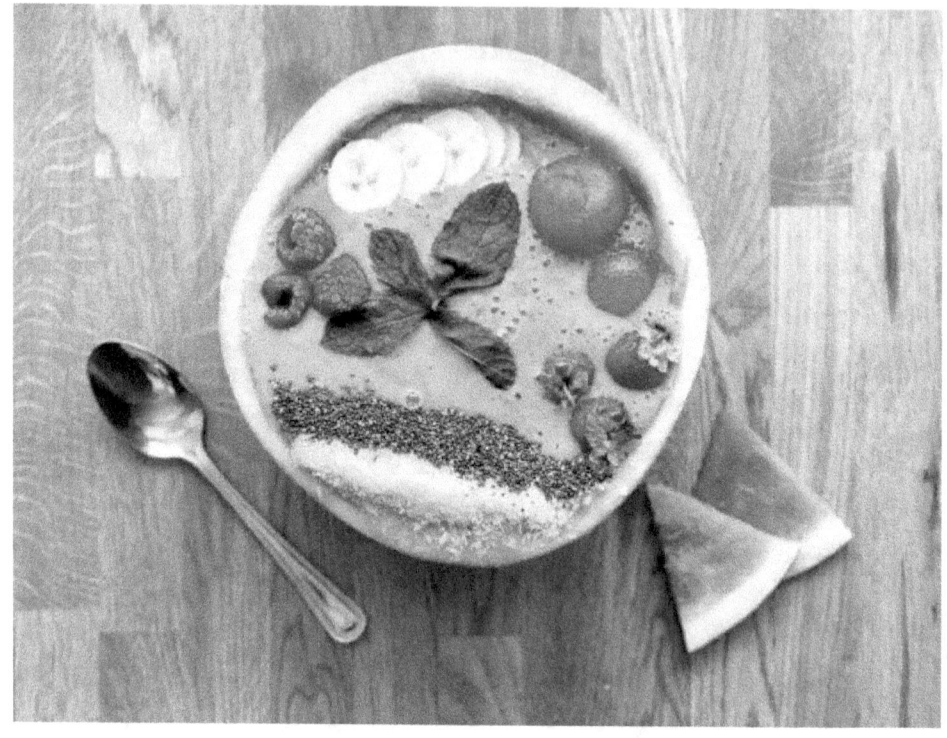

PËRBËRËSIT:
- 1 filxhan copa shalqini të ngrira
- 1/2 filxhan qumësht kokosi
- 1/2 banane e ngrirë
- 1 lugë gjelle gjethe nenexhiku
- Mbushjet: banane e prerë në feta, copa shalqiri të freskët, kokos të grirë dhe granola.

UDHËZIME
a) Përzieni copat e ngrira të shalqirit, qumështin e kokosit, bananen e ngrirë dhe gjethet e nenexhikut në një blender derisa të jenë të lëmuara. Hidheni masën në një enë dhe shtoni spërkatjet.

2. Tas Açaí Boost Vitamina

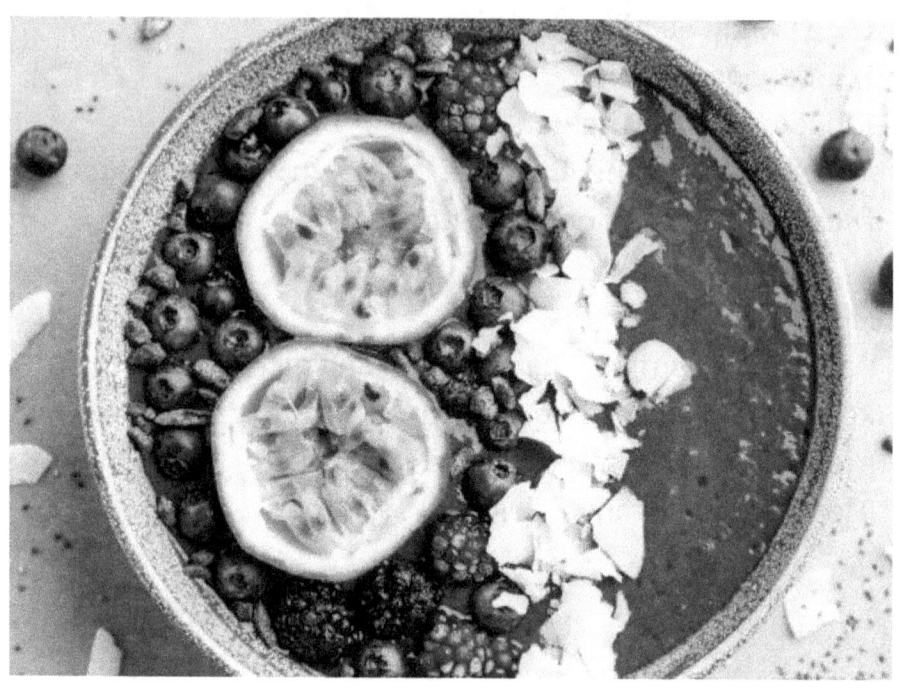

PËRBËRËSIT:
- ½ Pure Açaí
- 1 filxhan boronica
- ½ avokado e pjekur
- 1 filxhan ujë kokosi ose qumësht jo qumështor
- ½ filxhan jogurt jo qumështor
- 1 lugë gjelle gjalpë arra
- 1 lugë gjelle vaj kokosi

UDHËZIME
a) Hidhini të gjitha në një blender dhe shijojeni.
b) Nëse dëshironi ta bëni një tas: shtoni më shumë pure Açaí dhe një banane të ngrirë.
c) Përziejini derisa të trashet, hidheni në një tas dhe sipër me frutat e freskëta të preferuara.

3. Goji Berry Tropical Smoothie Bowl

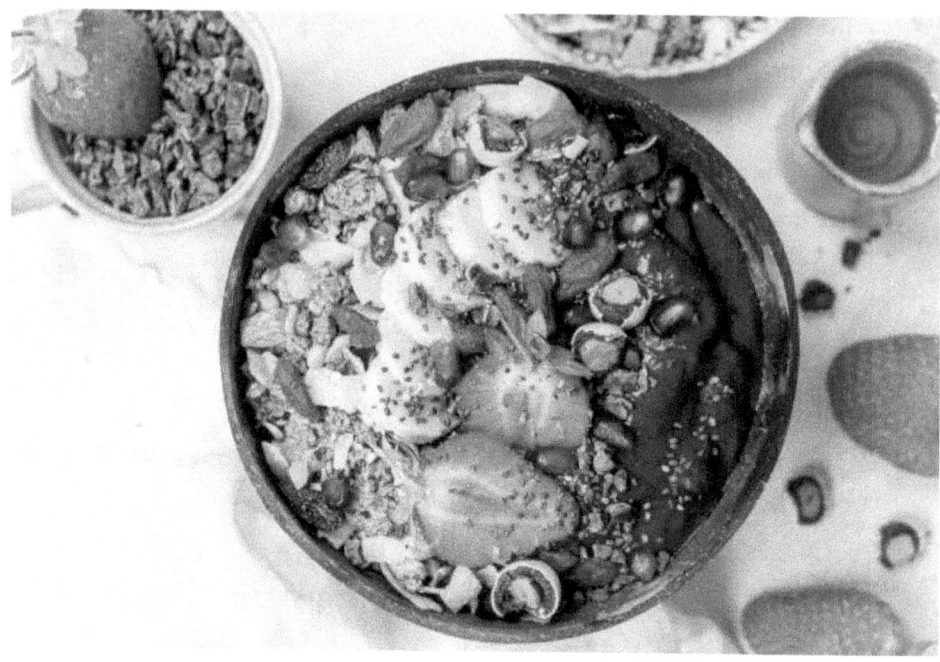

PËRBËRËSIT:
- 1 filxhan fruta tropikale të përziera të ngrira
- 1/2 banane e ngrirë
- 1/2 filxhan qumësht kokosi
- 1/4 filxhan goji berries
- Mbushjet: banane e prerë në feta, manaferra të freskëta, kokos të grirë dhe granola.

UDHËZIME
a) Përzieni frutat e përziera tropikale të ngrira, bananen e ngrirë, qumështin e kokosit dhe manaferrat goji në një blender derisa të jenë të lëmuara.
b) Hidheni masën në një enë dhe shtoni spërkatjet.

4. Açai Smoothie Bowl me Qershi

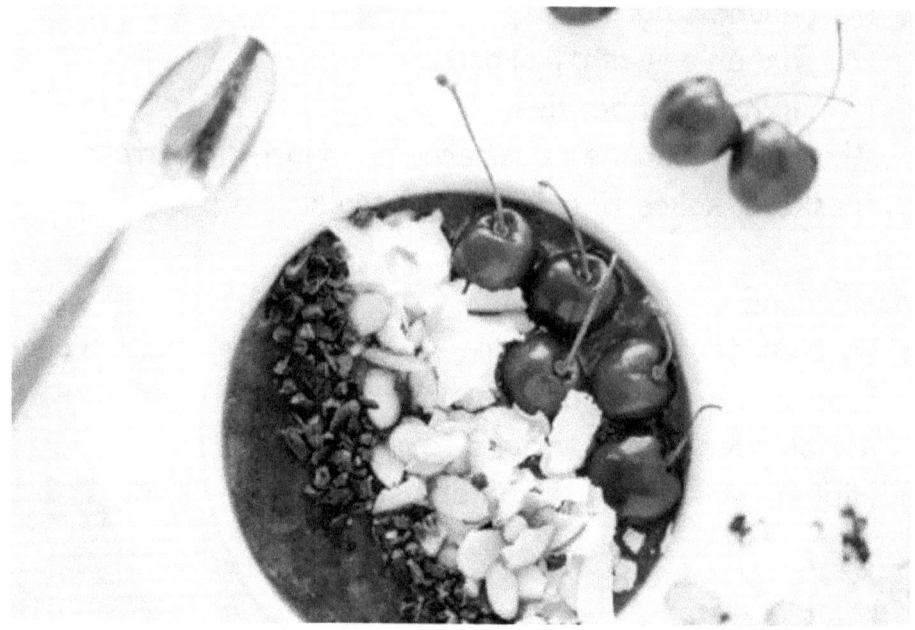

PËRBËRËSIT:
- 4 lugë kos kokosi
- ½ filxhan Açaí të ngrirë me lugë
- 2 banane, të freskëta ose të ngrira
- ½ filxhan qershi të ngrira
- 1 cm copë xhenxhefil të freskët

Mbushjet:
- Gjalpë shqeme
- kos kokosi
- Fig, i prerë në feta
- Copa çokollatë të zezë
- Boronica
- Qershitë

UDHËZIME
a) Fillimisht shtoni kosin tuaj të kokosit përpara se të shtoni pjesën tjetër të përbërësve në enën e blenderit dhe sigurojeni kapakun.
b) Përziejini në temperaturë të lartë për 55 sekonda derisa të bëhen kremoze.
c) Hidheni në tasin tuaj të preferuar të kokosit, shtrojini sipër mbushjeve dhe shijoni!

5. Tas Açaí me myshk deti

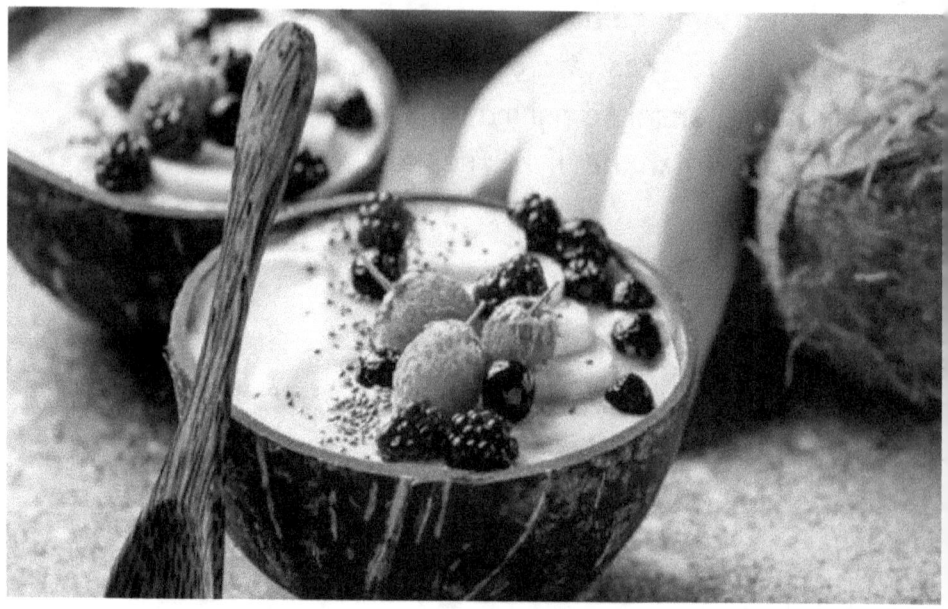

PËRBËRËSIT:
- Myshk deti
- Pure me kokrra të kuqe Açaí
- ½ filxhan granola
- 2 lugë gjelle pluhur maca
- 2 lugë gjelle pluhur kakao
- 1 lugë gjelle gjalpë bajame
- Fruta sipas zgjedhjes suaj
- kanellë

UDHËZIME
a) Përziejini përbërësit tuaj dhe shtoni disa fruta të freskëta sipër.
b) Kënaquni.

6. Açaí Mango Macadamia Bowl

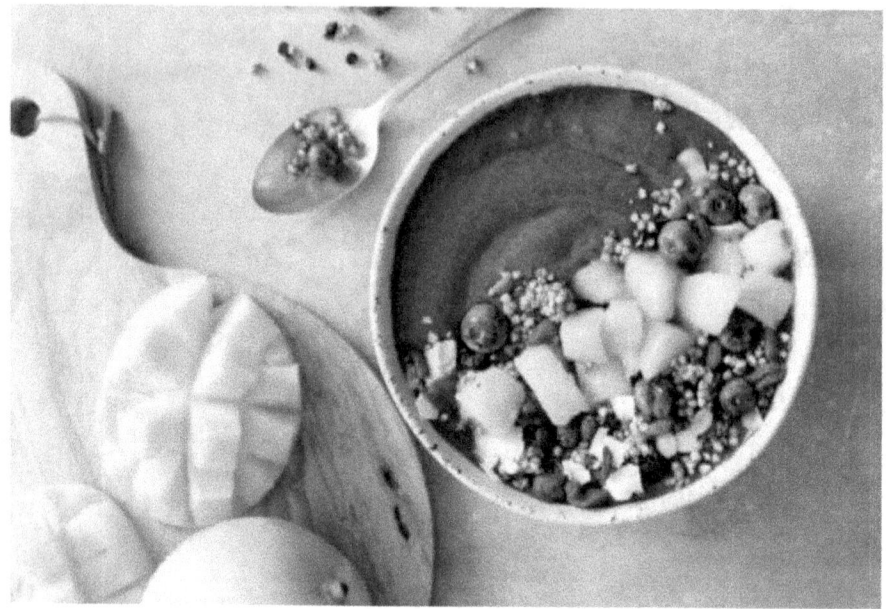

PËRBËRËSIT:

- ½ Pure Açaí
- 1 Banane e ngrirë
- ½ filxhan mango të ngrirë
- ¼ filxhan qumësht arra Macadamia
- Një grusht shqeme
- 2 degë nenexhik
- Mbushëse: Mango të prera, banane të prera, feta kokosi të thekura

UDHËZIME

a) Përziejini të gjithë përbërësit , sipër dhe shijoni tasin tuaj mango macadamia Açaí!

7. Fuqia e luleve Brazilian Açaí Bowl

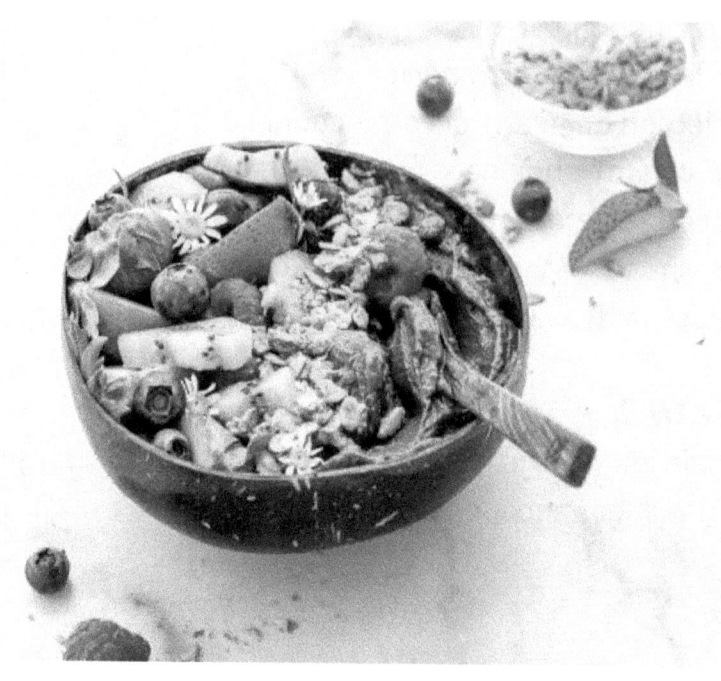

PËRBËRËSIT:
PËR AÇAÍ
- 200 g açai të ngrirë
- ½ banane, e ngrirë
- 100 ml ujë kokosi ose qumësht bajame

PALLËZIMET
- Granola
- Lule të ngrënshme
- ½ banane, e prerë
- ½ lugë gjelle mjaltë të papërpunuar
- Farat e shegës
- Kokosi i grirë
- Fistikët

UDHËZIME
a) Thjesht shtoni açai-n dhe bananen tuaj në një përpunues ushqimi ose blender dhe përziejini derisa të jenë të lëmuara.
b) Në varësi të fuqisë së makinës suaj, mund t'ju duhet të shtoni pak lëng për ta bërë atë kremoze. Filloni me 100 ml dhe shtoni më shumë sipas nevojës.
c) Hidheni në një tas, shtoni mbushjet tuaja dhe shijoni!

8. Kupat e mëngjesit me quinoa kokosi

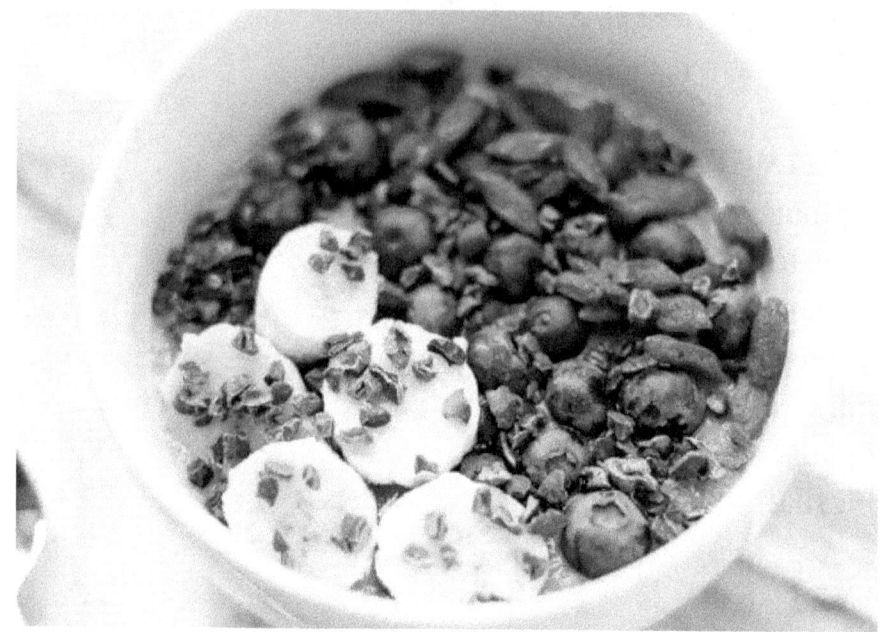

PËRBËRËSIT:
- 1 lugë gjelle vaj kokosi
- 1½ filxhan quinoa e kuqe ose e zezë, e shpëlarë
- Kanaçe 14 ons me qumësht kokosi të lehtë pa sheqer
- 4 gota ujë
- Kripë e imët e detit
- lugë mjaltë, agave ose shurup panje
- 2 lugë çaji ekstrakt vanilje
- kos kokosi
- Boronica
- Manaferrat Goji
- Fara kungulli të thekura
- Thekon kokosi të pjekura pa sheqer

UDHËZIME
a) Ngrohni vajin në një tenxhere mbi nxehtësinë mesatare. Shtoni kuinoan dhe bukën e thekur për rreth 2 minuta, duke i përzier shpesh. Përziejeni ngadalë kavanozin me qumësht kokosi, ujin dhe pak kripë. Quinoa do të fryjë dhe do të shpërthejë në fillim, por do të qetësohet shpejt.

b) Lëreni të vlojë, më pas mbulojeni, ulni zjarrin në minimum dhe ziejini derisa të arrijë një konsistencë të butë dhe kremoze, rreth 20 minuta. Hiqeni nga zjarri dhe përzieni mjaltin, agavenë, shurupin e panjës dhe vaniljen.

c) Për ta servirur, ndajeni kuinoan midis tasave. Sipër shtoni qumësht kokosi shtesë, kos kokosi, boronica, manaferrat goji, farat e kungullit dhe thekonet e kokosit.

9. Tas acai me kokos

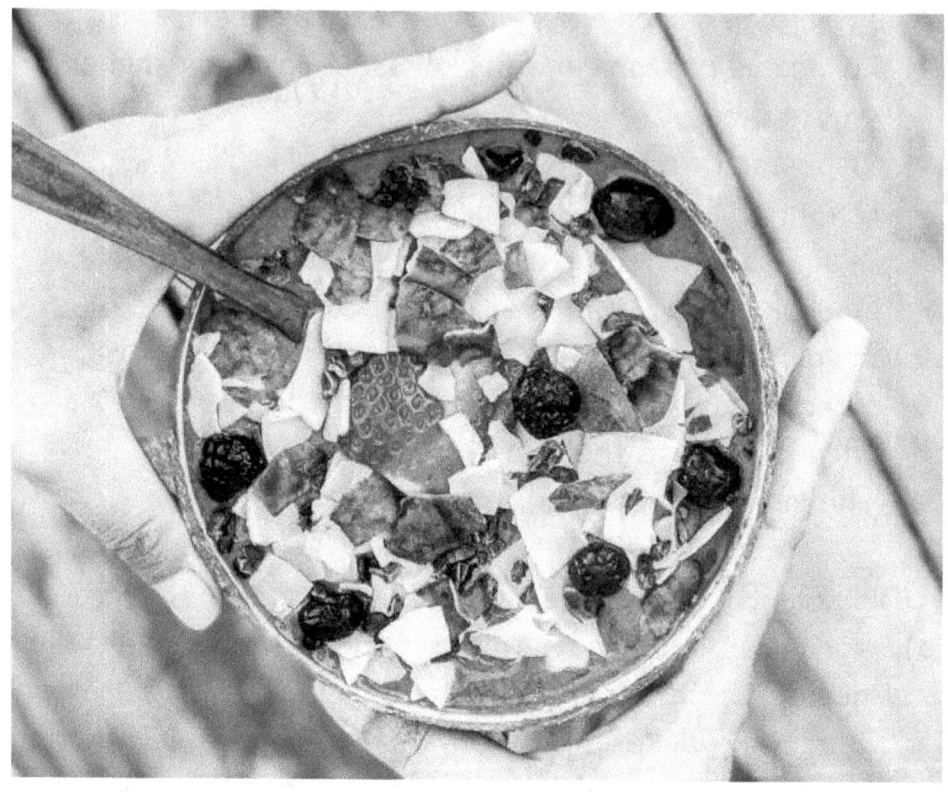

PËRBËRËSIT:
- 1 pako pure acai të ngrirë
- 1/2 banane e ngrirë
- 1/2 filxhan qumësht kokosi
- 1/4 filxhan boronica të ngrira
- 1 lugë mjaltë
- Mbushjet: banane e prerë në feta, arrë kokosi të grirë, granola dhe manaferra të freskëta.

UDHËZIME
a) Përzieni purenë e acai-t, bananen e ngrirë, qumështin e kokosit, boronicat dhe mjaltin në një blender derisa të jenë të lëmuara.
b) Hidheni masën në një enë dhe shtoni spërkatjet.

10. <u>Açaí Tas me kokrra të kuqe me infuzion me bar limoni</u>

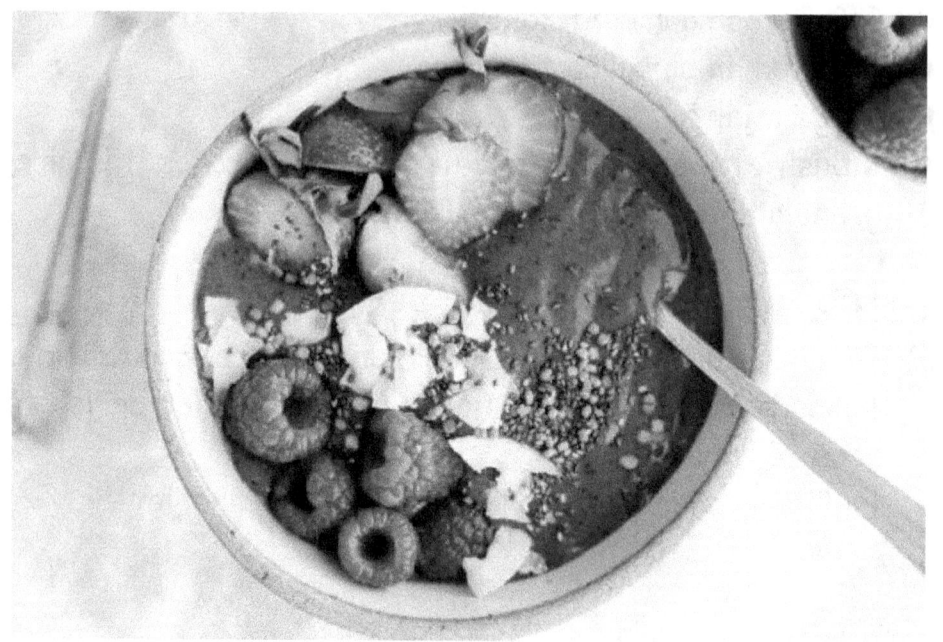

PËRBËRËSIT:
- 2 lugë gjelle mjedra të freskëta
- 2 lugë manaferra të freskëta
- 2 lugë boronica të freskëta
- 2 lugë rrush pa fara të zeza të freskëta
- 2 lugë çaji pluhur manaferra Açaí
- 800 ml infuzion limoni, i ftohtë
- pak ujë mineral
- një copë shurup panje ose një majë pluhur stevia

UDHËZIME
a) Vendosni manaferrat e freskëta dhe pluhurin e manave Açaí në një blender ose përpunues ushqimi, shtoni infuzionin e limonit dhe përzieni në një strukturë të lëmuar dhe të mëndafshtë.

b) Nëse është e nevojshme, shtoni pak ujë mineral për të arritur konsistencën që ju pëlqen.

11. Tas me kivi me kokos

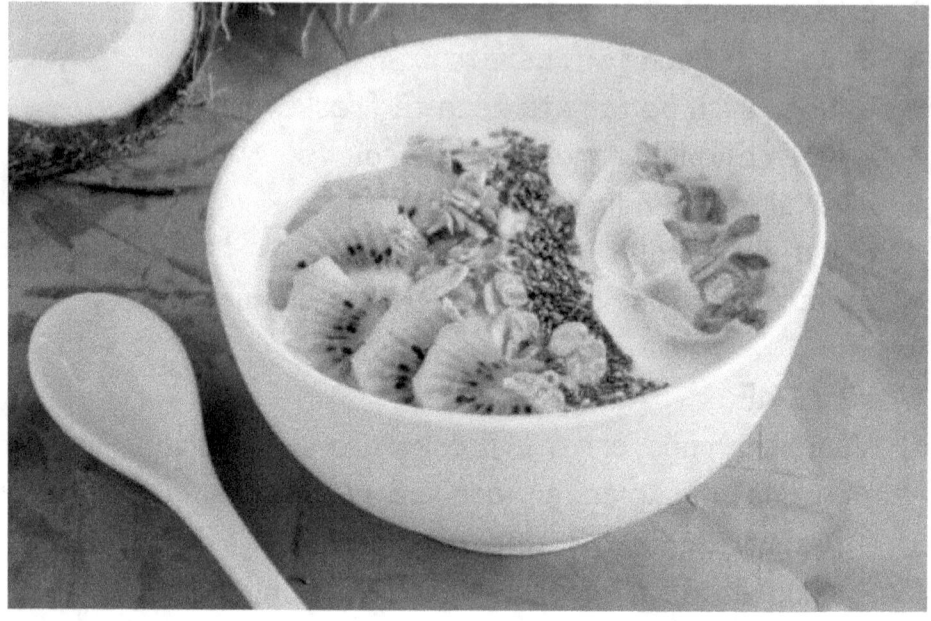

PËRBËRËSIT:
- 1/2 filxhan kivi të ngrirë
- 1/2 filxhan qumësht kokosi
- 1/2 banane e ngrirë
- 1 lugë fara liri
- Mbushjet: banane e prerë në feta, feta kivi të freskëta, kokos të grirë dhe granola.

UDHËZIME
a) Përzieni kivin e ngrirë, qumështin e kokosit, bananen e ngrirë dhe farat e lirit në një blender derisa të jenë të lëmuara.
b) Hidheni masën në një enë dhe shtoni spërkatjet.

12. Tas me qershi kokosi

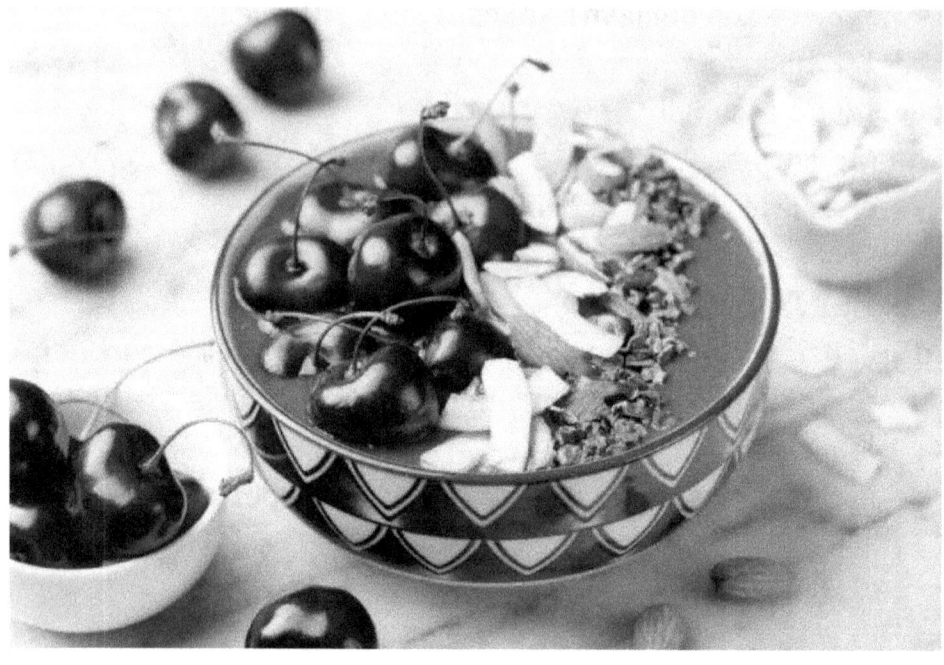

PËRBËRËSIT:
- 1/2 filxhan qershi të ngrira
- 1/2 filxhan qumësht kokosi
- 1/2 banane e ngrirë
- 1 lugë gjelle thumba kakao
- Mbushjet: banane e prerë në feta, qershi të freskëta, kokos të grirë dhe granola.

UDHËZIME
a) Përziejini qershitë e ngrira, qumështin e kokosit, bananen e ngrirë dhe majat e kakaos në një blender derisa të jenë të lëmuara.
b) Hidheni masën në një enë dhe shtoni spërkatjet.

13. Açaí Bowl me mikrogjelbërime lakër

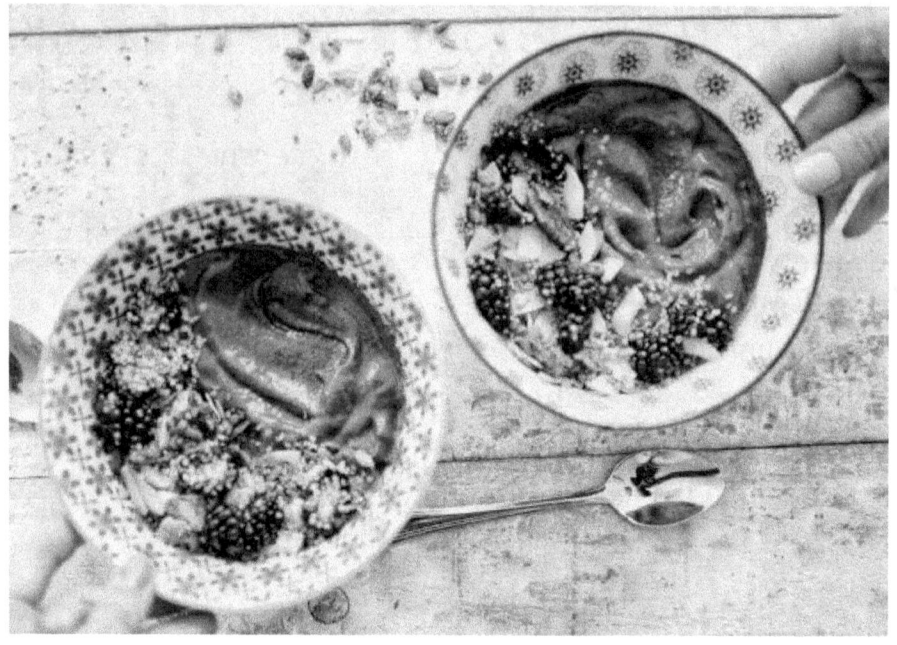

PËRBËRËSIT:
- ½ filxhan me mikrozarzavate me lakër
- 1 banane e ngrirë
- 1 filxhan manaferra të kuqe të ngrira
- 4 lugë gjelle pluhur Açaí
- ¾ filxhan qumësht bajame ose kokosi
- ½ filxhan kos të thjeshtë grek
- ¼ lugë çaji ekstrakt bajame

GARNITURË:
- Thekon kokosi të thekur
- Fruta të freskëta si feta pjeshke, boronica, mjedra, manaferra, luleshtrydhe ose qershi.
- Granola ose arra/fara të thekura
- Rrijë me mjaltë

UDHËZIME
a) Përzieni qumështin dhe kosin në një blender të madh me shpejtësi të lartë. Shtoni frutat e ngrira Açaí, mikrokulturat e lakrës dhe ekstraktin e bajames. Vazhdoni të përzieni në temperaturë të ulët derisa të jetë e qetë, vetëm duke shtuar lëng shtesë nëse është e nevojshme. Duhet të jetë i trashë dhe kremoz, si akullorja!
b) Ndani smoothie-n në dy tasa dhe mbi të me të gjitha mbushjet tuaja të preferuara.

14. Açaí Bowl me arra Brazili

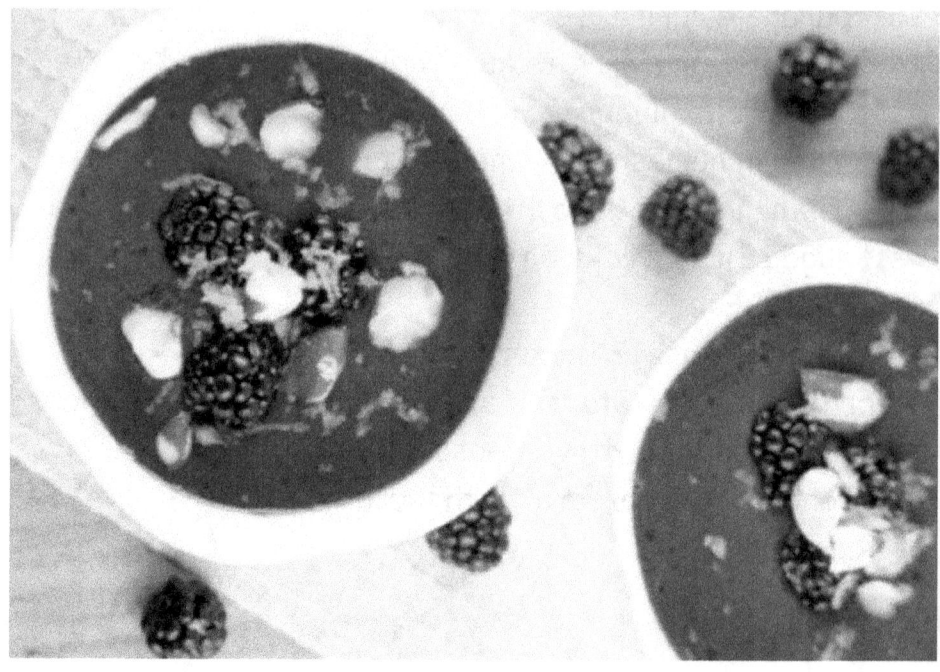

PËRBËRËSIT:
- ½ filxhan arra braziliane
- 2 kajsi, të njomura
- 1½ gote uje
- 1 lugë gjelle pluhur Açaí
- ¼ filxhan manaferra, të ngrira
- 1 majë kripë

UDHËZIME
a) Përzieni arrat braziliane në ujë dhe kullojini përmes një site teli.
b) Përziejini me të gjithë përbërësit e tjerë.

15. Açaí Tas me Berry me Shegë

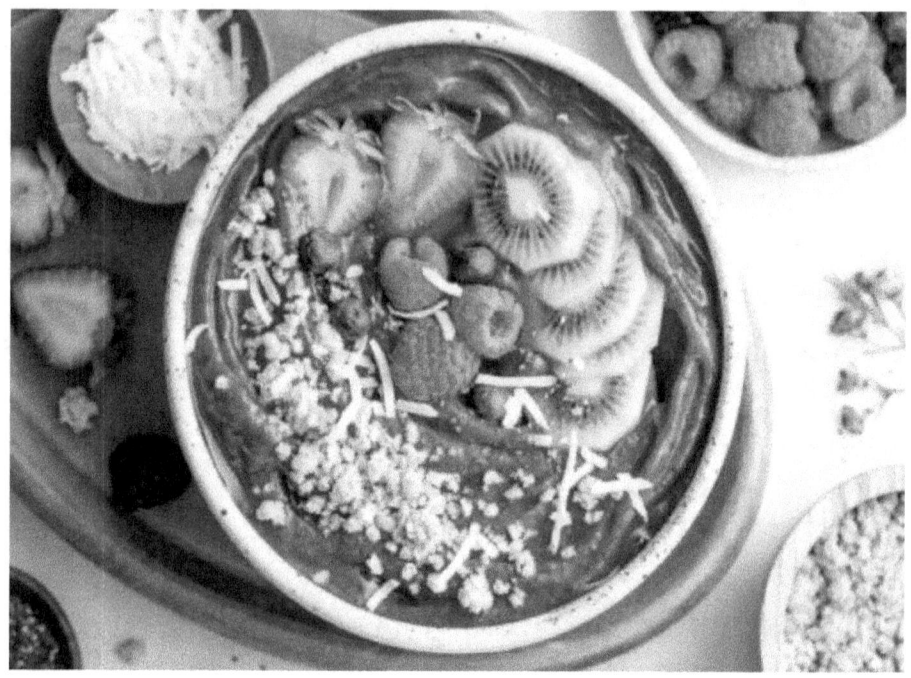

PËRBËRËSIT:
- 8 ons pure Açaí të ngrirë, të shkrirë
- 1 filxhan mjedra të ngrira
- 1 filxhan boronica të ngrira
- 1 filxhan manaferra të ngrira
- 1 filxhan luleshtrydhe të ngrira
- ½ filxhan kokrra shege
- 1½ filxhan lëng shege

UDHËZIME

a) Kombinoni Açaín, mjedrat, boronicat, manaferrat, luleshtrydhet dhe farat e shegës në një tas të madh. Ndani përzierjen në 4 qese ngrirëse me zinxhir. Ngrijeni deri në një muaj, derisa të jeni gati për t'u shërbyer.

b) Vendosni përmbajtjen e një qeseje në një blender, shtoni një bollëk ⅓ filxhan lëng shege dhe përzieni derisa të jetë homogjene. Shërbejeni menjëherë.

16. Tas me Matcha jeshile

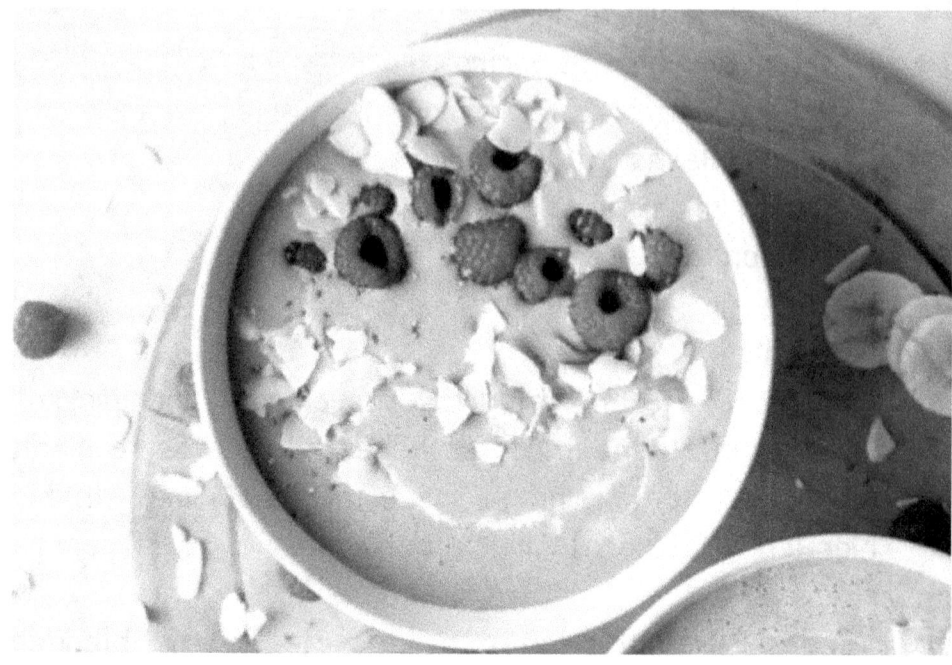

PËRBËRËSIT:

- 1 banane e ngrirë
- 1/2 filxhan manaferra të përziera të ngrira
- 1 lugë çaji pluhur matcha
- 1/2 filxhan qumësht bajame
- Mbushjet: banane e prerë në feta, manaferra të freskëta dhe granola.

UDHËZIME

a) Përzieni bananen e ngrirë, manaferrat e përziera të ngrira, pluhurin matcha dhe qumështin e bajames në një blender derisa të jenë të lëmuara.

b) Hidheni masën në një enë dhe shtoni spërkatjet.

17. Açaí Bowl me banane dhe kokos

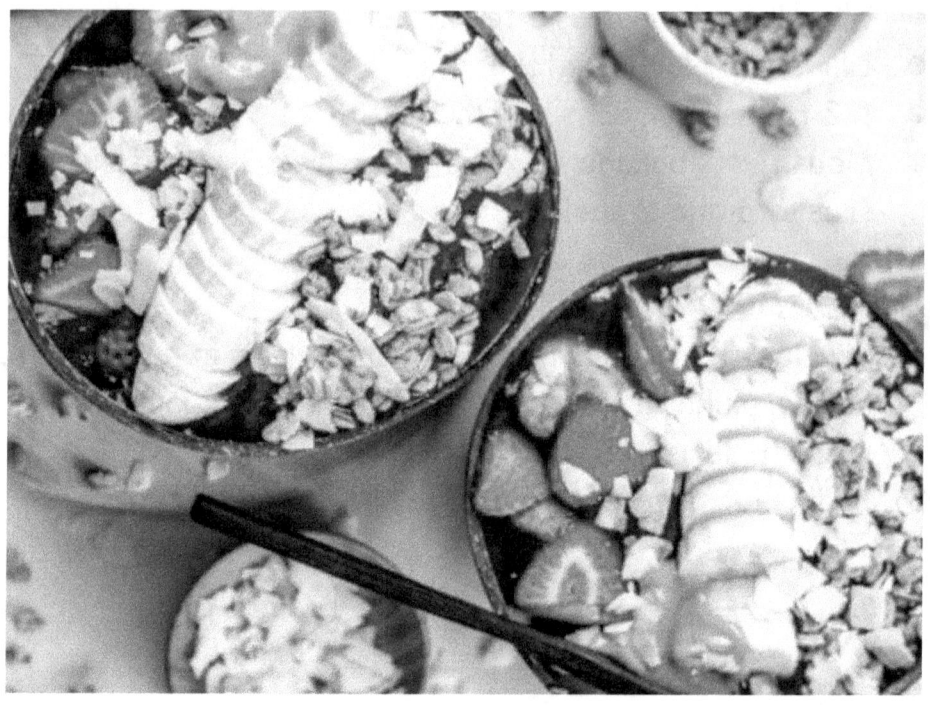

PËRBËRËSIT:
- $\frac{3}{4}$ filxhan lëng molle
- $\frac{1}{2}$ filxhan kos kokosi
- 1 banane
- 2 gota manaferra të përziera të ngrira
- 150 g Pure Açaí të ngrirë

Mbushjet:
- Luleshtrydhet
- Banane
- Granola
- Thekon kokosi
- Gjalp kikiriku

UDHËZIME:
a) Në blenderin tuaj, shtoni lëngun e mollës dhe kosin e kokosit.
b) Shtoni pjesën tjetër të përbërësve dhe mbyllni kapakun. Zgjidhni variablin 1 dhe rriteni ngadalë në variablin 10. Përdorni tamperin për t'i shtyrë përbërësit në tehe dhe përzieni për 55 sekonda ose derisa të bëhen të lëmuara dhe kremoze.

18. Tas frutash me djathë vilë

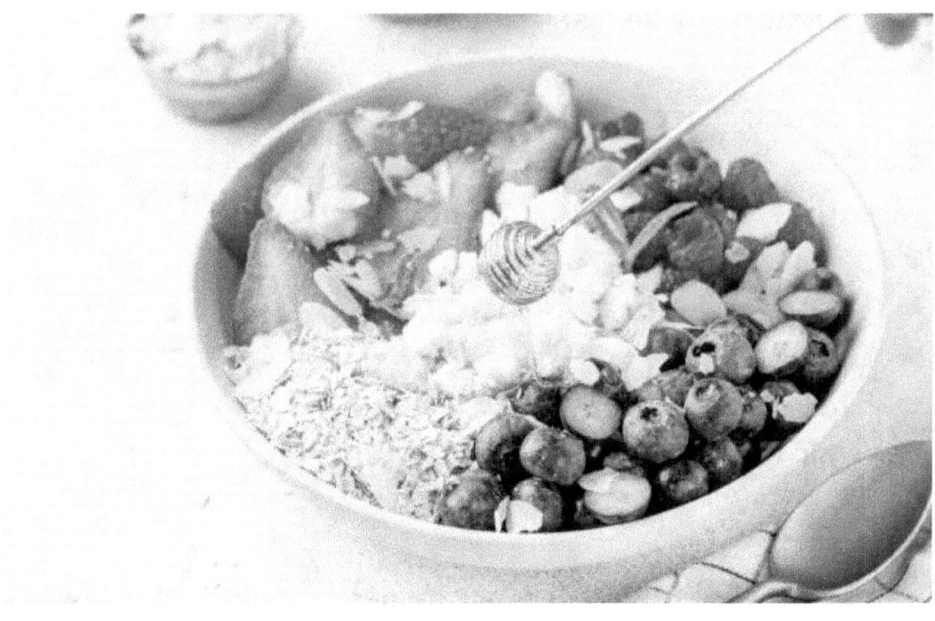

PËRBËRËSIT:
- 1 filxhan gjize
- 1/2 filxhan pjeshkë të prera në feta
- 1/2 filxhan luleshtrydhe të prera në feta
- 1/4 filxhan arra të copëtuara
- 1 lugë mjaltë

UDHËZIME
a) Përzieni gjizën dhe mjaltin në një enë.
b) Sipër shtoni pjeshkë të prera në feta, luleshtrydhe të prera dhe arra të grira.

19. Tas i gojës me kokrra kokosi

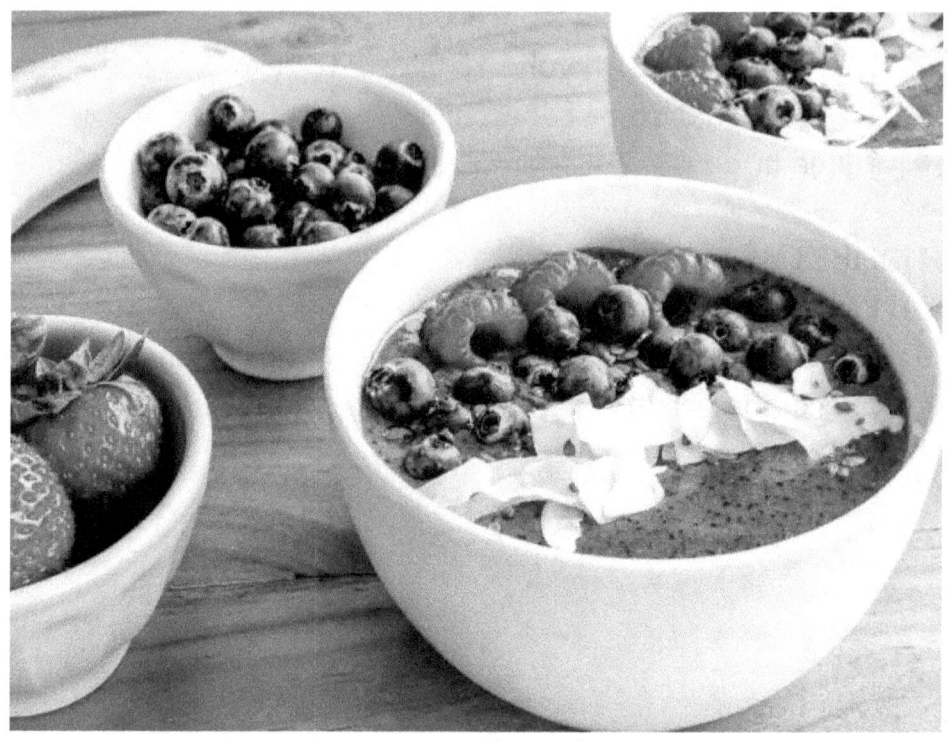

PËRBËRËSIT:
- 1 filxhan manaferra të përziera të ngrira
- 1/2 filxhan qumësht kokosi
- 1 banane e ngrirë
- 1 lugë mjaltë
- Mbushjet: banane e prerë në feta, manaferra të freskëta, kokos të grirë dhe granola.

UDHËZIME

a) Përzieni manaferrat e përziera të ngrira, qumështin e kokosit, bananen e ngrirë dhe mjaltin në një blender derisa të jenë të lëmuara.
b) Hidheni masën në një enë dhe shtoni spërkatjet.

20. Kunguj Goji Bowls

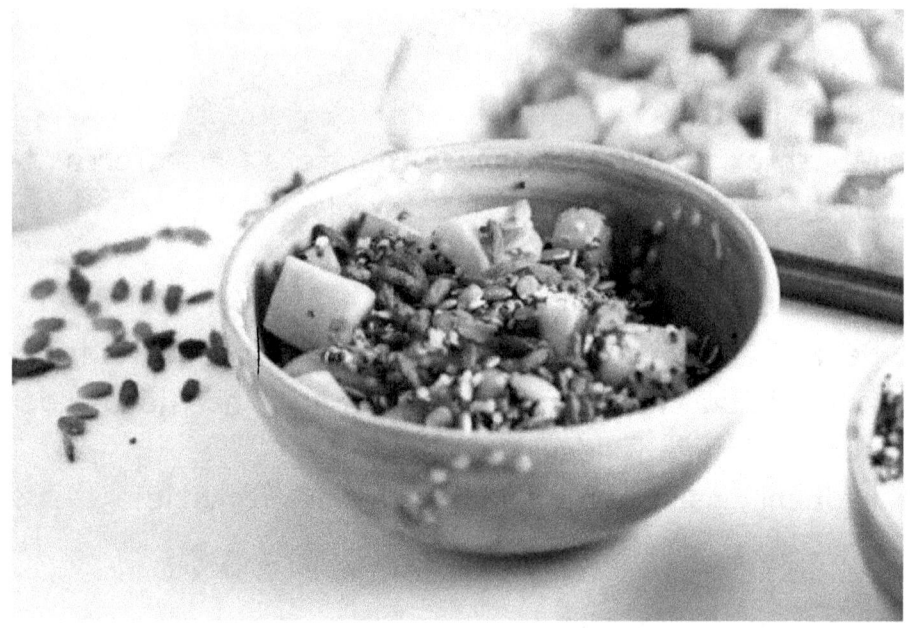

PËRBËRËSIT:
- 2 kunguj lisash mesatarë
- 4 lugë çaji vaj kokosi
- 1 lugë gjelle shurup panje ose sheqer kaf
- 1 lugë çaji garam masala
- Kripë e imët e detit
- 2 gota jogurt të thjeshtë grek
- Granola
- Manaferrat Goji
- Arilët e shegës
- Pekanët e copëtuar
- Fara kungulli të thekura
- Gjalpë arra
- Farat e kërpit

UDHËZIME
a) Ngrohni furrën në 375°F.
b) Pritini kungujt në gjysmë nga kërcelli deri në fund. Hiqni dhe hidhni farat. Lyejeni mishin e secilës gjysmë me vaj dhe shurup panje, dhe më pas spërkateni me garam masala dhe pak kripë deti. Vendosni kungujt në një fletë pjekjeje të prerë poshtë. Piqni derisa të jetë i butë, 35 deri në 40 minuta.
c) Kthejeni kungujt dhe ftohuni pak.
d) Për t'i shërbyer, mbushni çdo gjysmë kungulli me kos dhe granola. Sipër hidhni kokrra goji, aril shege, arra dhe fara kungulli, spërkatni me gjalpë arrash dhe spërkatni me farat e kërpit.

21. Goji Tas me kos me superushqim

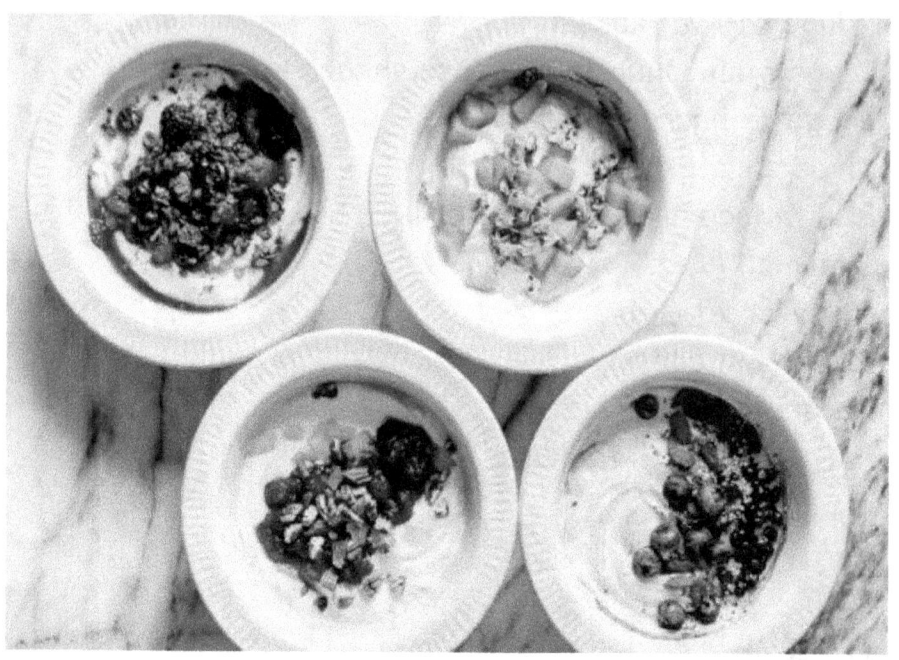

PËRBËRËSIT:
- 1 filxhan jogurt grek
- 1 lugë çaji pluhur kakao
- ½ lugë çaji vanilje
- Farat e shegës
- Farat e kërpit
- Farat Chia
- Manaferrat Goji
- Boronica

UDHËZIME
a) Kombinoni të gjithë përbërësit në një tas.

22. Goji Berry Smoothie Bowl

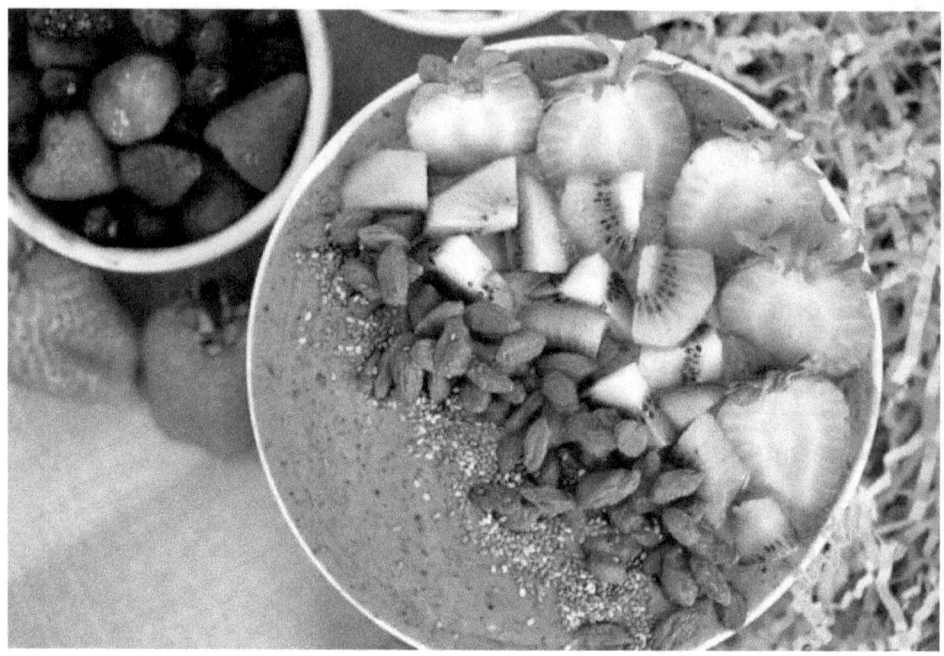

PËRBËRËSIT:
- 1/2 filxhan manaferra të përziera të ngrira
- 1/2 banane e ngrirë
- 1/2 filxhan qumësht bajame
- 1/4 filxhan goji berries
- Mbushjet: banane e prerë në feta, manaferra të freskëta, kokos të grirë dhe granola.

UDHËZIME
a) Përzieni manaferrat e ngrira të përziera, bananen e ngrirë, qumështin e bajames dhe manaferrat goji në një blender derisa të jenë të lëmuara.
b) Hidheni masën në një enë dhe shtoni spërkatjet.

23. Tas me kokrra kokosi

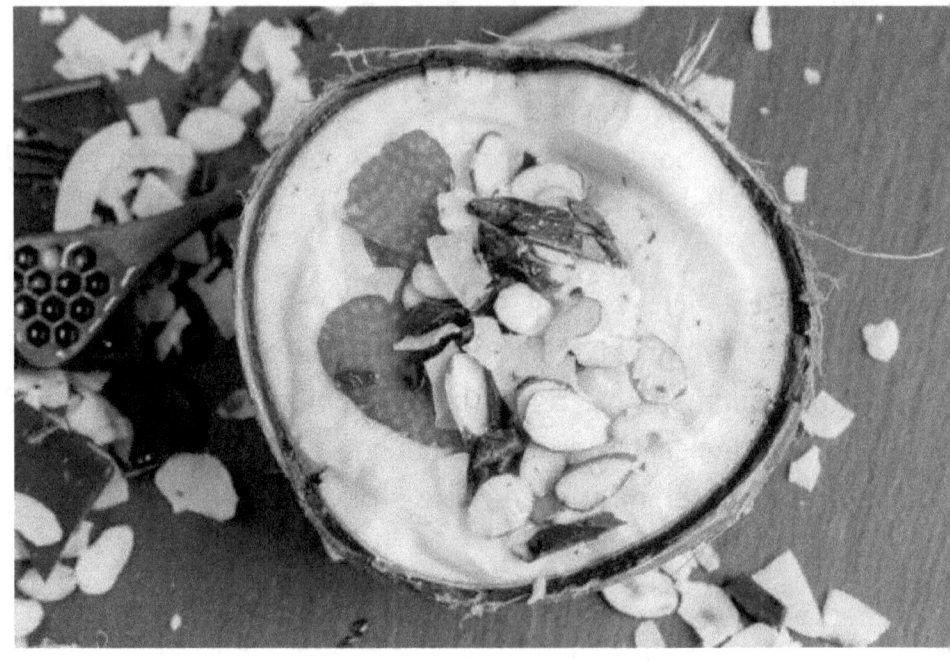

PËRBËRËSIT:

- 1/2 filxhan manaferra të përziera të ngrira
- 1/2 filxhan qumësht kokosi
- 1/2 banane e ngrirë
- 1 lugë gjelle gjalpë bajame
- Mbushjet: banane e prerë në feta, manaferra të freskëta, kokos të grirë dhe granola.

UDHËZIME

a) Përzieni manaferrat e përziera të ngrira, qumështin e kokosit, bananen e ngrirë dhe gjalpin e bajameve në një blender derisa të jenë të lëmuara.
b) Hidheni masën në një enë dhe shtoni spërkatjet.

24. Buda Berry Bowl

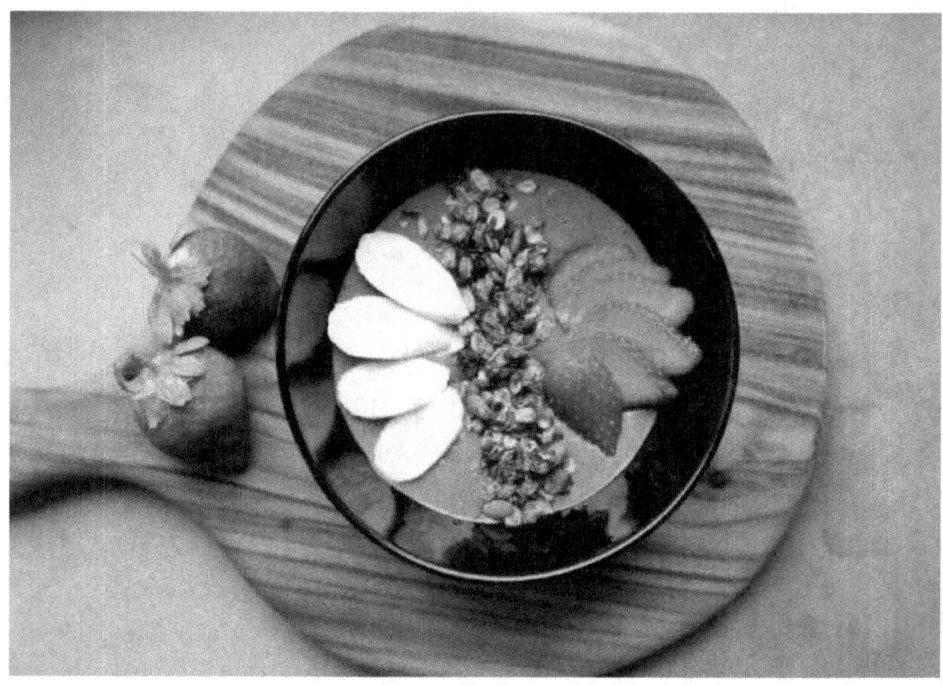

PËRBËRËSIT:
- 1/2 filxhan manaferra të përziera të ngrira
- 1/2 banane e ngrirë
- 1/2 filxhan kos grek
- 1/4 filxhan granola
- Mbushjet: banane e prerë në feta, manaferra të freskëta dhe kokos të grirë.

UDHËZIME
a) Përzieni manaferrat e ngrira të përziera, bananen e ngrirë, kosin grek dhe granola në një tas.
b) Hidhni sipër banane të prerë në feta, manaferra të freskëta dhe kokos të grirë.

25. Tas me kos Goji Berry

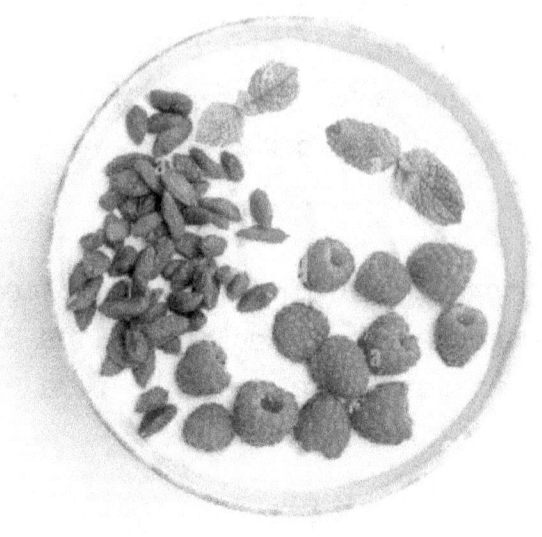

PËRBËRËSIT:

- 1 filxhan kos grek
- 1/4 filxhan goji berries
- 1/4 filxhan granola
- 1 lugë mjaltë
- Mbushjet: banane e prerë në feta dhe manaferra të freskëta.

UDHËZIME

a) Përzieni kosin grek, manaferrat goji, granola dhe mjaltin në një tas.
b) Hidhni sipër banane të prerë në feta dhe manaferra të freskëta.

26. Tas me pjeshkë kokosi

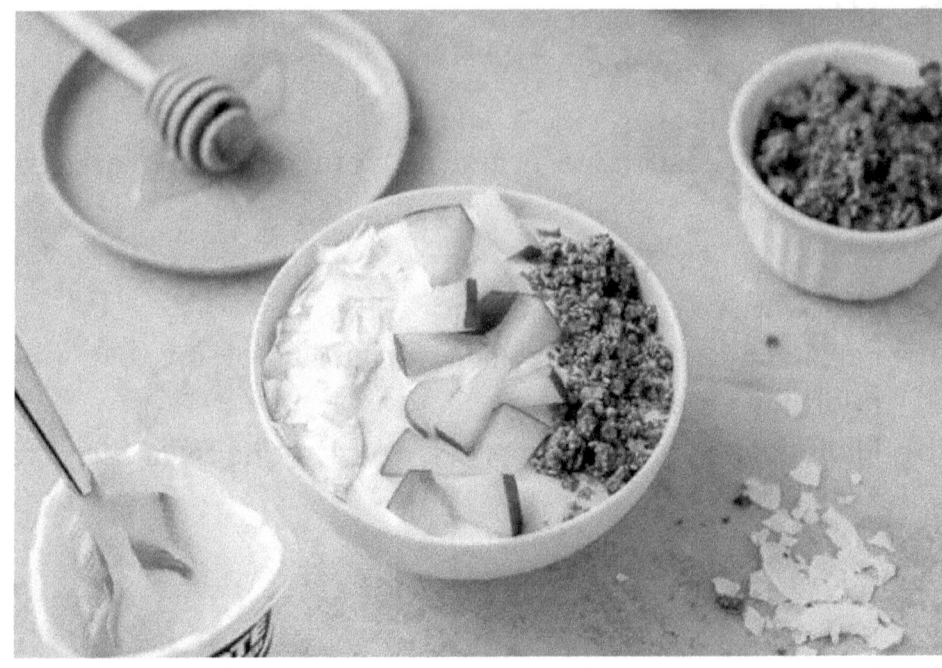

PËRBËRËSIT:
- 1/2 filxhan pjeshkë të ngrira
- 1/2 filxhan qumësht kokosi
- 1/2 banane e ngrirë
- 1 lugë gjelle arra makadamia
- Mbushjet: banane e prerë në feta, feta pjeshke të freskëta, kokos të grirë dhe granola.

UDHËZIME
a) Përzieni pjeshkët e ngrira, qumështin e kokosit, bananen e ngrirë dhe arrat makadamia në një blender derisa të jenë të lëmuara.
b) Hidheni masën në një enë dhe shtoni spërkatjet.

27. Tas me çokollatë Buda

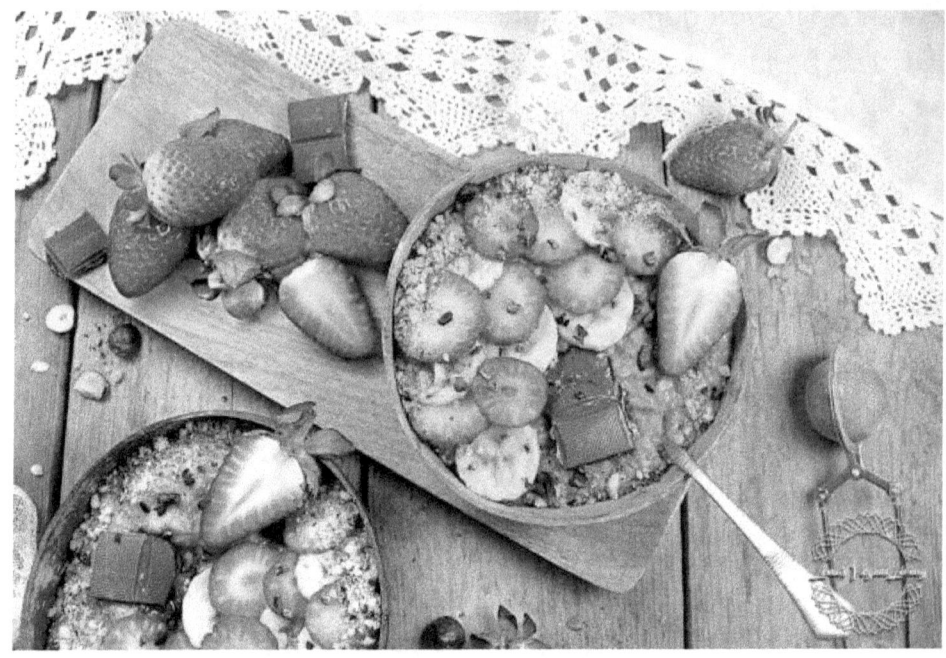

PËRBËRËSIT:
- 1/2 filxhan manaferra të përziera të ngrira
- 1/2 banane e ngrirë
- 1/2 filxhan qumësht bajame
- 1 lugë gjelle pluhur kakao
- Mbushjet: banane e prerë në feta, manaferra të freskëta dhe granola.

UDHËZIME
a) Përzieni manaferrat e përziera të ngrira, bananen e ngrirë, qumështin e bajameve dhe pluhurin e kakaos në një blender derisa të jenë të lëmuara.
b) Hidheni masën në një enë dhe shtoni spërkatjet.

28. Tas me Puding Goji Berry Chia

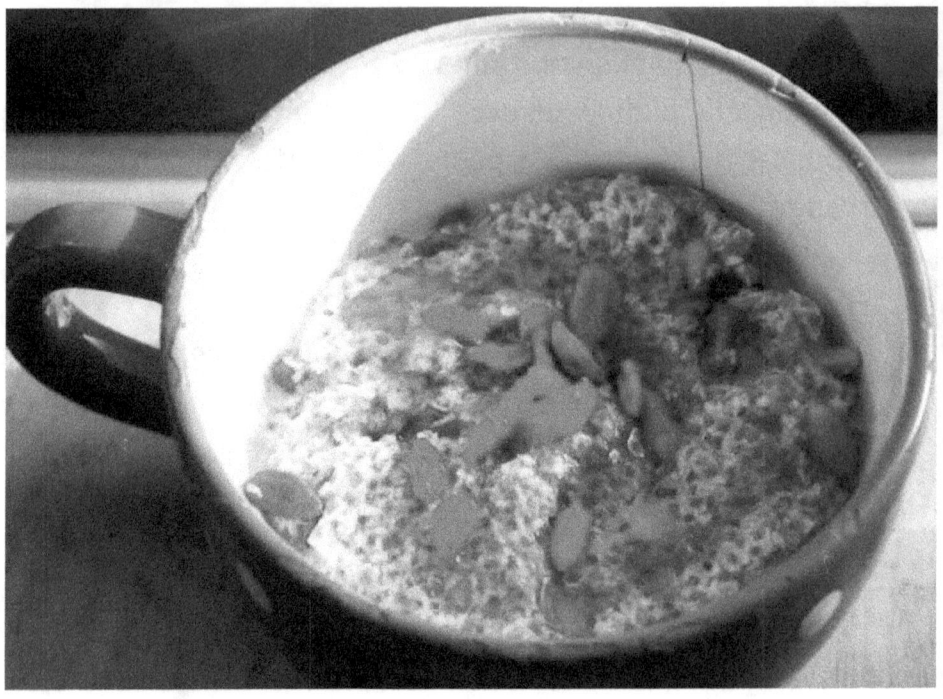

PËRBËRËSIT:
- 1/2 filxhan fara chia
- 1 1/2 filxhan qumësht bajame
- 1/4 filxhan goji berries
- 1 lugë mjaltë
- Mbushjet: banane e prerë në feta dhe manaferra të freskëta.

UDHËZIME
a) Përzieni farat chia, qumështin e bajames, goji manaferrat dhe mjaltin në një tas. Lëreni të qëndrojë në frigorifer për të paktën 1 orë ose gjatë gjithë natës.
b) Hidhni sipër banane të prerë në feta dhe manaferra të freskëta.

29. Tas me banane Pitaya

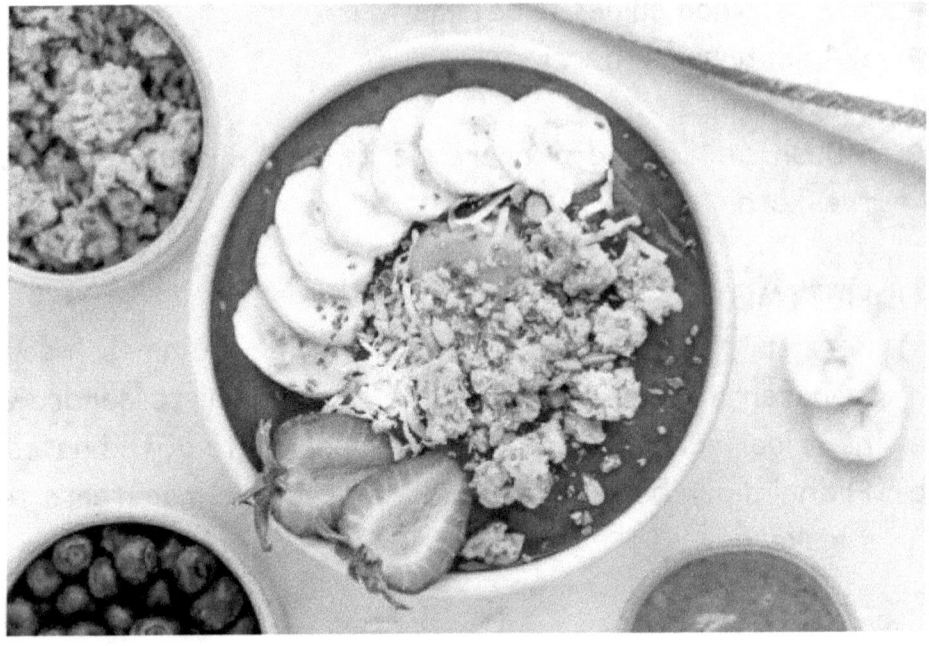

PËRBËRËSIT:

- 1 pako pitaja e ngrirë
- 1 banane e ngrirë
- 1/2 filxhan qumësht kokosi
- 1 lugë mjaltë
- Mbushjet: banane e prerë në feta, granola dhe kokosi i grirë.

UDHËZIME

a) Përzieni paketën e ngrirë të pitajës, bananen e ngrirë, qumështin e kokosit dhe mjaltin në një blender derisa të jenë të lëmuara.

b) Hidheni masën në një enë dhe shtoni spërkatjet.

30. Tas ananasi me kokos

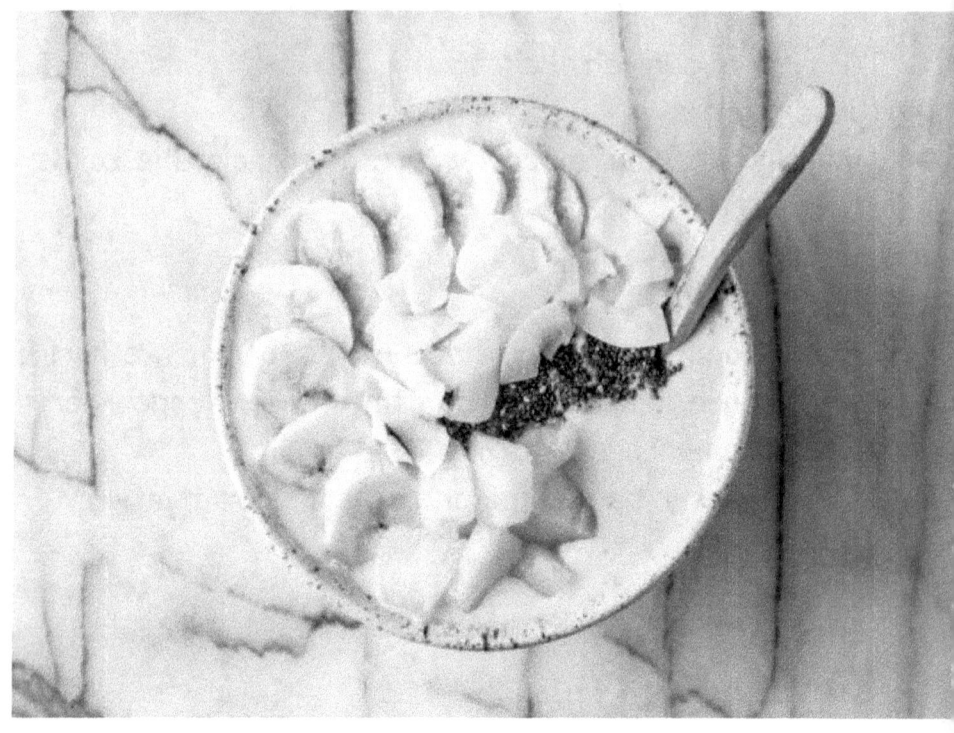

PËRBËRËSIT:

- 1/2 filxhan ananas të ngrirë
- 1/2 filxhan qumësht kokosi
- 1/2 banane e ngrirë
- 1 lugë fara chia
- Mbushjet: banane e prerë në feta, copa ananasi të freskëta, kokos të grirë dhe granola.

UDHËZIME

a) Përzieni ananasin e ngrirë, qumështin e kokosit, bananen e ngrirë dhe farat chia në një blender derisa të jenë të lëmuara.

b) Hidheni masën në një enë dhe shtoni spërkatjet.

31. Tas me kos me fruta Dragon dhe Granola

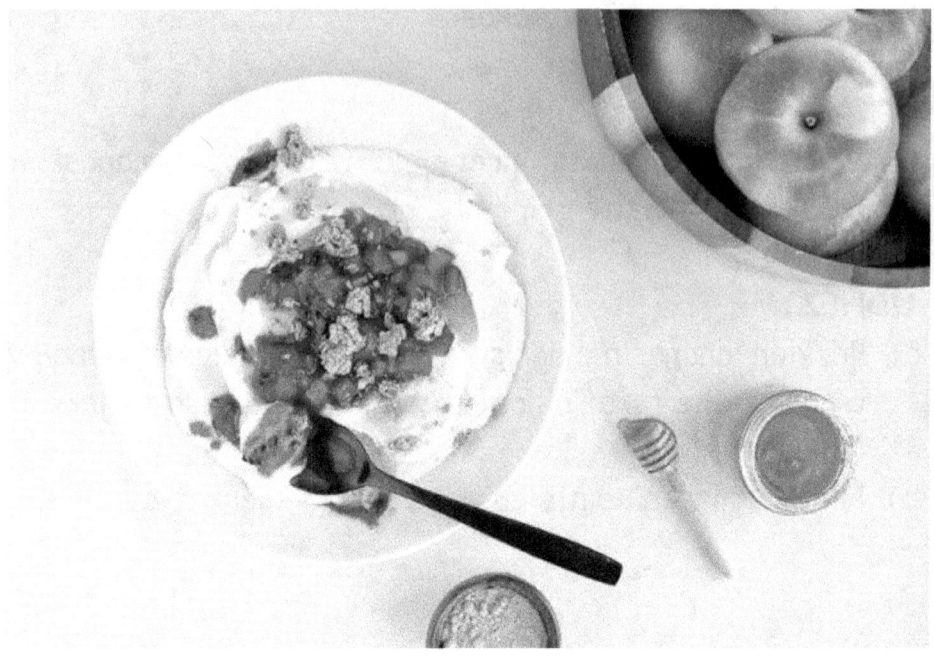

PËRBËRËSIT:
- 1 frut dragoi
- 1 filxhan kos grek
- 1/2 filxhan granola
- 1 lugë mjaltë

UDHËZIME
a) Pritini frutat e dragoit në gjysmë dhe hiqni mishin.
b) Në një enë përzieni kosin grek dhe mjaltin.
c) Në një tas të veçantë, shtroni mishin e frutave të dragoit, përzierjen e kosit grek dhe granola.
d) Përsëritni shtresat derisa të përdoren të gjithë përbërësit.
e) Shërbejeni të ftohur.

32. Sallatë me fruta dragoi dhe kivi

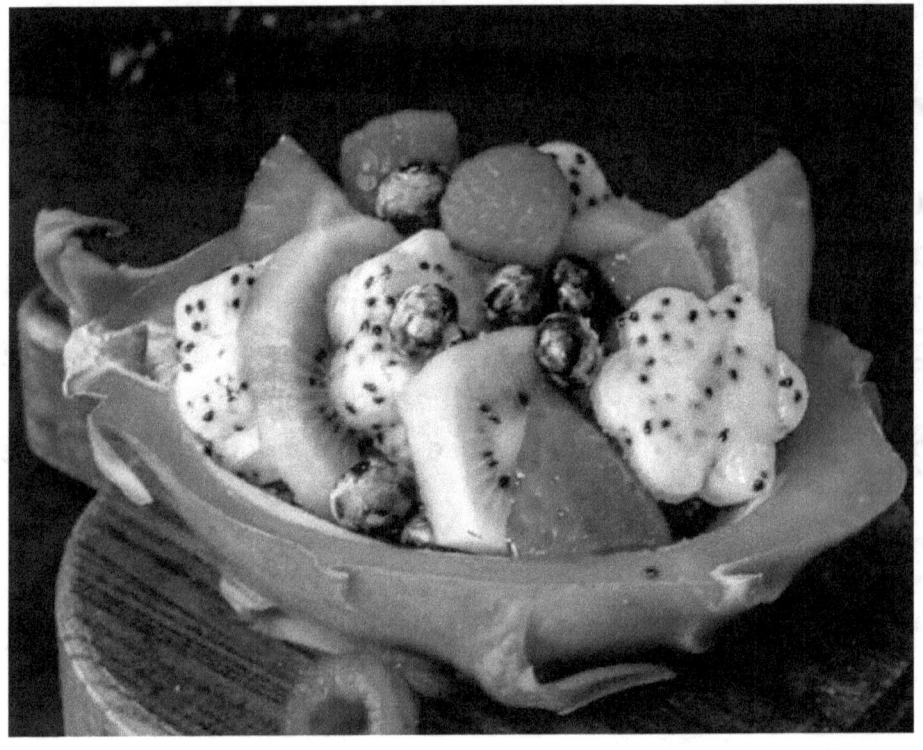

PËRBËRËSIT:

- 1 dragonfruit, i prerë në gjysmë, i grirë dhe i prerë në kubikë
- 1 kivi, i qëruar dhe i prerë në feta
- ½ filxhan boronica
- ½ filxhan mjedra
- ½ filxhan luleshtrydhe

UDHËZIME

a) Hiqni me kujdes mishin e frutave të dragoit nga frutat e dragoit duke përdorur një lugë, duke e lënë lëvozhgën me takt për t'u përdorur si një tas për servirje.
b) Pritini në kube frutat e dragoit, kivit dhe luleshtrydhet.
c) Përziejini dhe vendoseni përsëri në lëvozhgën e pitajës si një tas.

33. Tas me Berry Pitaya

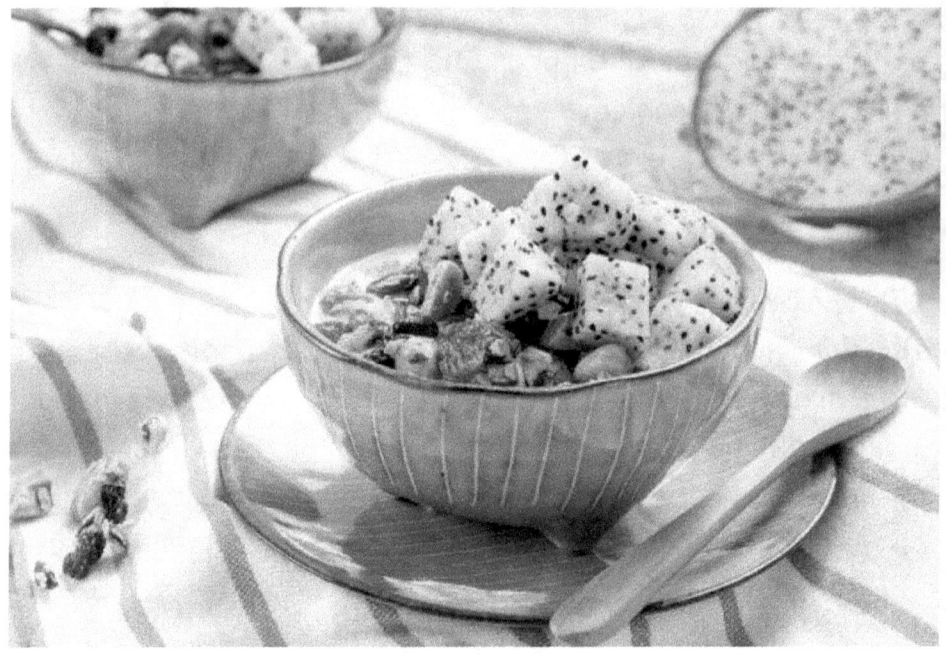

PËRBËRËSIT:

- 1 pako pitaja e ngrirë
- 1/2 filxhan manaferra të përziera të ngrira
- 1/2 banane e ngrirë
- 1/2 filxhan qumësht bajame
- Mbushjet: manaferrat e freskëta, banane e prerë në feta, granola dhe kokosi i grirë.

UDHËZIME

a) Përzieni paketën e ngrirë të pitajës, manaferrat e përziera të ngrira, bananen e ngrirë dhe qumështin e bajames në një blender derisa të jenë të lëmuara.

b) Hidheni masën në një enë dhe shtoni spërkatjet.

34. Tas jeshil Pitaya

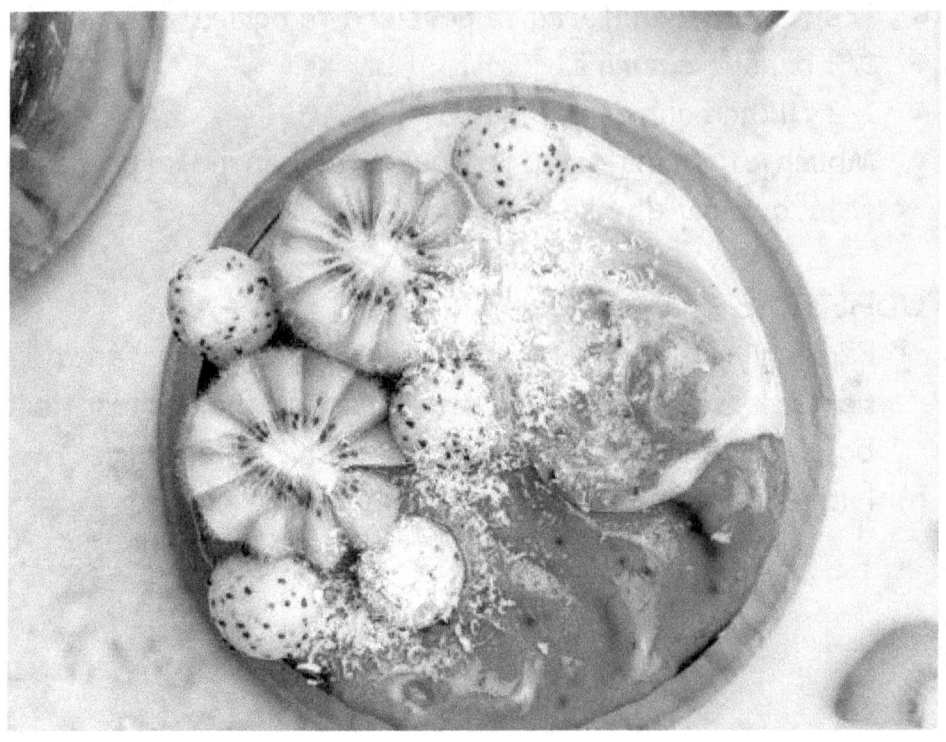

PËRBËRËSIT:

- 1 pako pitaja e ngrirë
- 1/2 banane e ngrirë
- 1/2 filxhan ananas të ngrirë
- 1/2 filxhan spinaq
- 1/2 filxhan ujë kokosi
- Mbushjet: banane e prerë në feta, manaferra të freskëta, granola dhe kokosi i grirë.

UDHËZIME

a) Përzieni paketën e ngrirë të pitajës, bananen e ngrirë, ananasin e ngrirë, spinaqin dhe ujin e kokosit në një blender derisa të jenë të lëmuara.
b) Hidheni masën në një enë dhe shtoni spërkatjet.

35. Tas me avokado jeshile

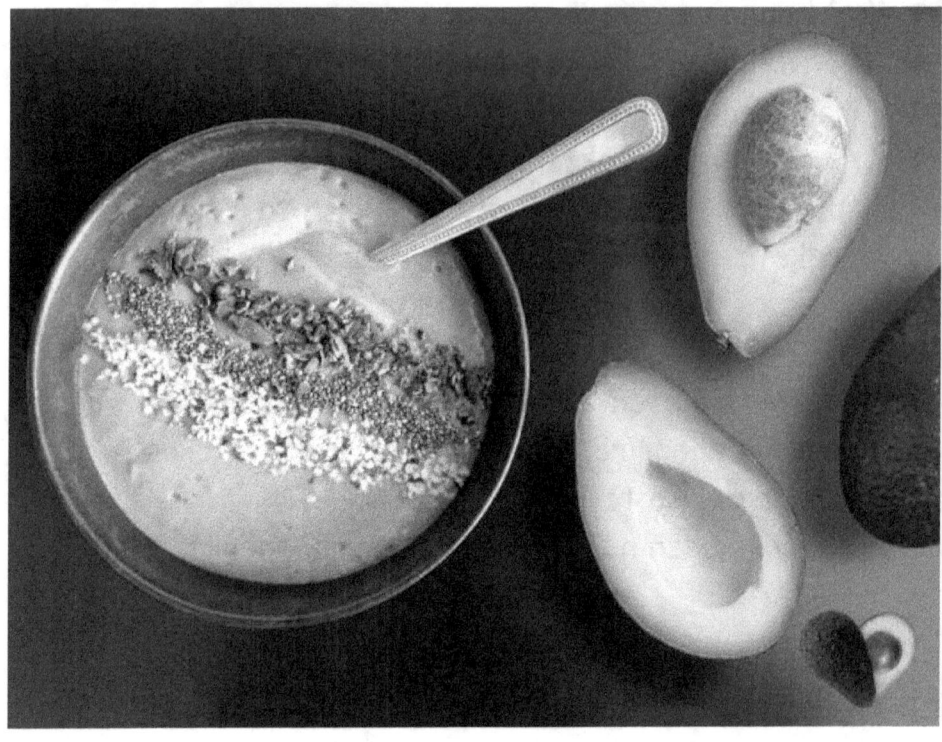

PËRBËRËSIT:

- 1/2 avokado
- 1/2 filxhan ananas të ngrirë
- 1/2 filxhan spinaq
- 1/2 filxhan ujë kokosi
- Mbushjet: banane e prerë në feta, manaferra të freskëta dhe granola.

UDHËZIME

a) Përzieni avokadon, ananasin e ngrirë, spinaqin dhe ujin e kokosit në një blender derisa të jenë të lëmuara.
b) Hidheni masën në një enë dhe shtoni spërkatjet.

36. Tas me papaja me kokos

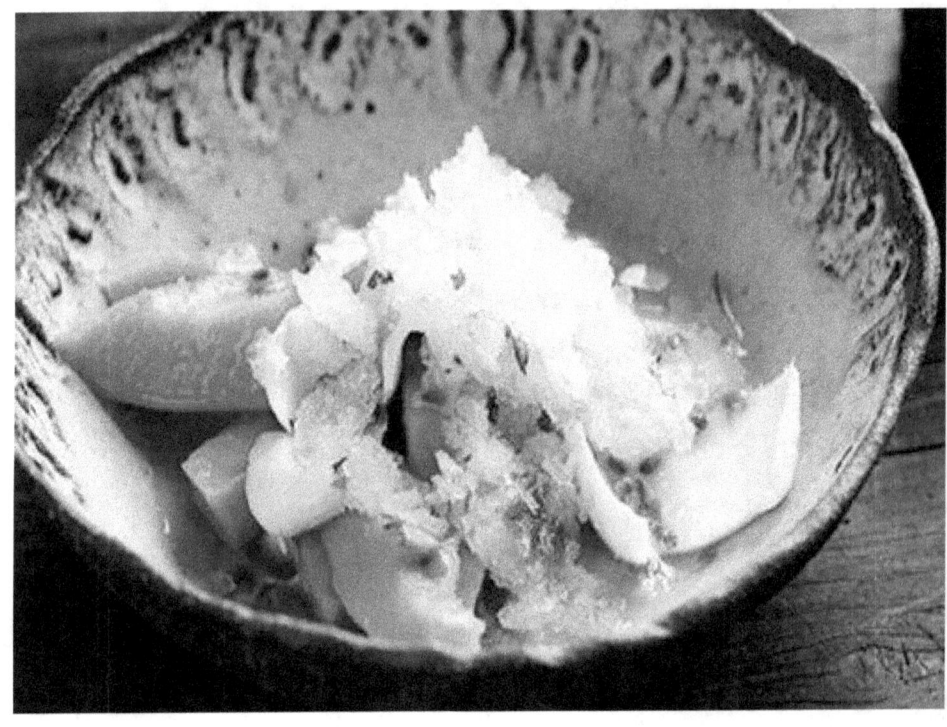

PËRBËRËSIT:
- 1/2 filxhan papaja të ngrirë
- 1/2 filxhan qumësht kokosi
- 1/2 banane e ngrirë
- 1 lugë fara chia
- Mbushjet: banane e prerë në feta, copa të freskëta papaja, kokos të grirë dhe granola.

UDHËZIME
a) Përzieni papajan e ngrirë, qumështin e kokosit, bananen e ngrirë dhe farat chia në një blender derisa të jenë të lëmuara.
b) Hidheni masën në një enë dhe shtoni spërkatjet.

37. Tas tropikal i Budës

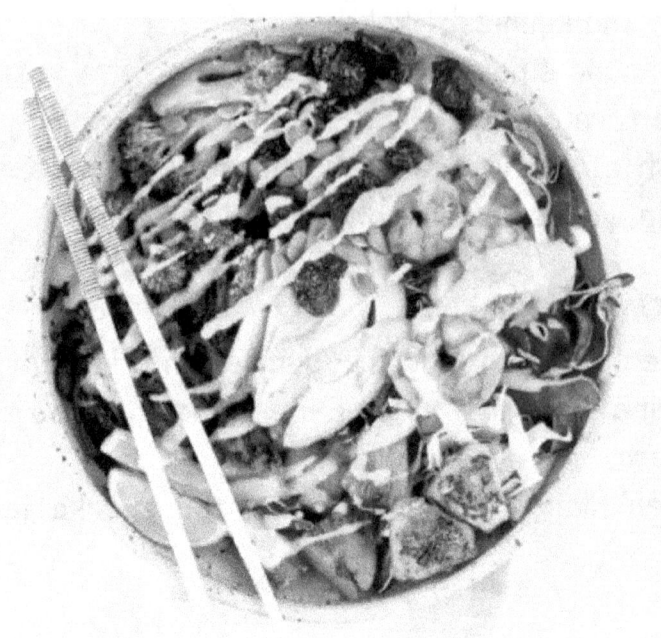

PËRBËRËSIT:
- 1/2 filxhan fruta tropikale të përziera të ngrira
- 1/2 banane e ngrirë
- 1/2 filxhan ujë kokosi
- 1 lugë fara chia
- Mbushjet: banane e prerë në feta, manaferra të freskëta dhe granola.

UDHËZIME
a) Përzieni frutat tropikale të ngrira të përziera, bananen e ngrirë, ujin e kokosit dhe farat chia në një blender derisa të jenë të lëmuara.
b) Hidheni masën në një enë dhe shtoni spërkatjet.

38. Tas me gjalpë kikiriku Buda

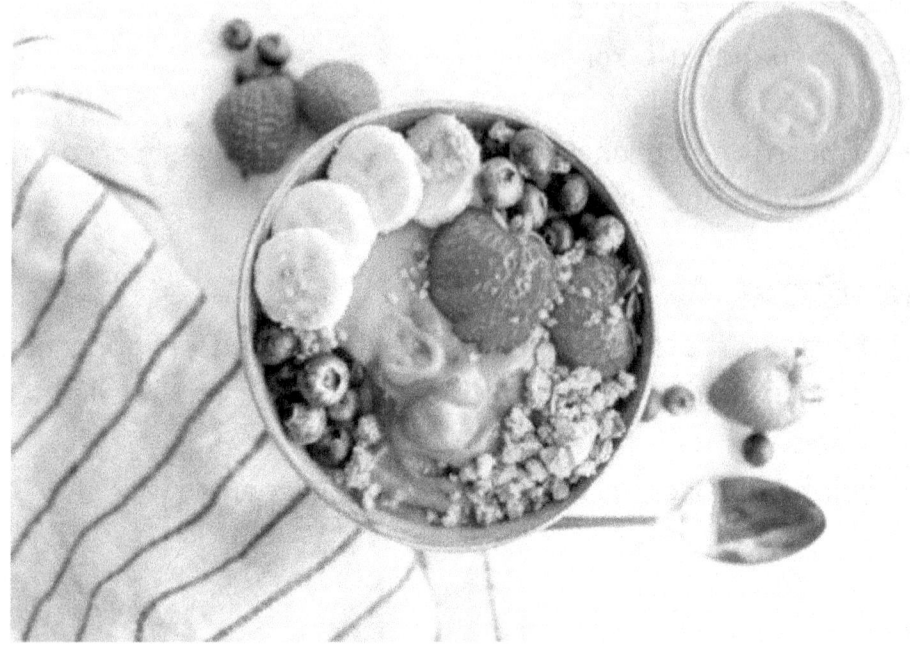

PËRBËRËSIT:
- 1/2 filxhan kos grek
- 1/4 filxhan gjalpë kikiriku
- 1/2 banane e ngrirë
- 1/4 filxhan granola
- Mbushjet: banane e prerë në feta dhe manaferra të freskëta.

UDHËZIME
a) Përzieni kosin grek, gjalpin e kikirikut, bananen e ngrirë dhe granolën në një tas.
b) Hidhni sipër banane të prerë në feta dhe manaferra të freskëta.

39. Tas me mango kokosi

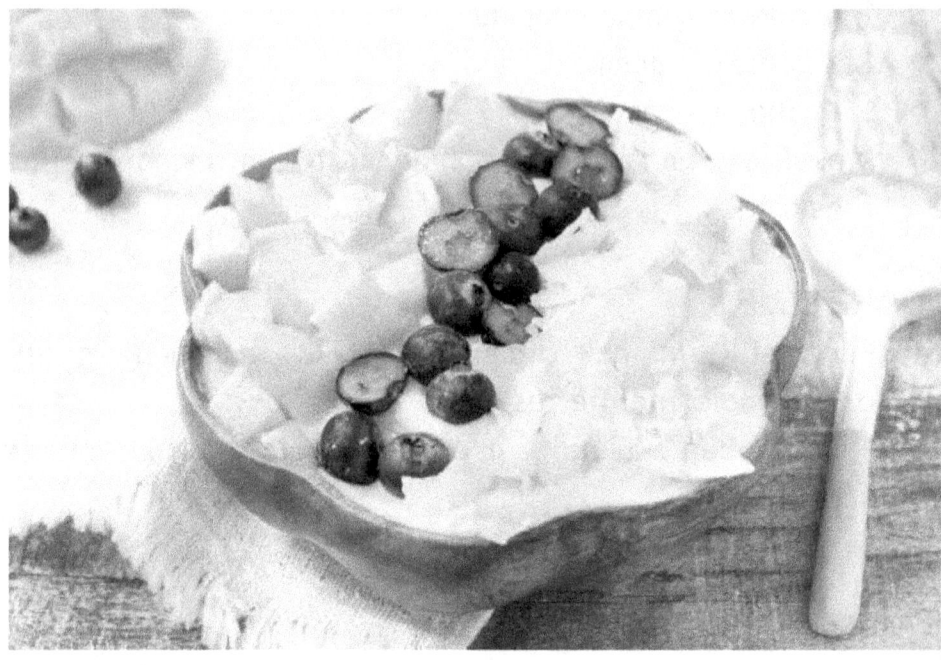

PËRBËRËSIT:
- 1/2 filxhan mango të ngrirë
- 1/2 filxhan qumësht kokosi
- 1/2 banane e ngrirë
- 1 lugë fara kërpi
- Mbushjet: banane e prerë në feta, copa mango të freskëta, kokos të grirë dhe granola.

UDHËZIME
a) Përzieni mangon e ngrirë, qumështin e kokosit, bananen e ngrirë dhe farat e kërpit në një blender derisa të jenë të lëmuara.
b) Hidheni masën në një enë dhe shtoni spërkatjet.

40. Kupat e mëngjesit me byrek me mollë

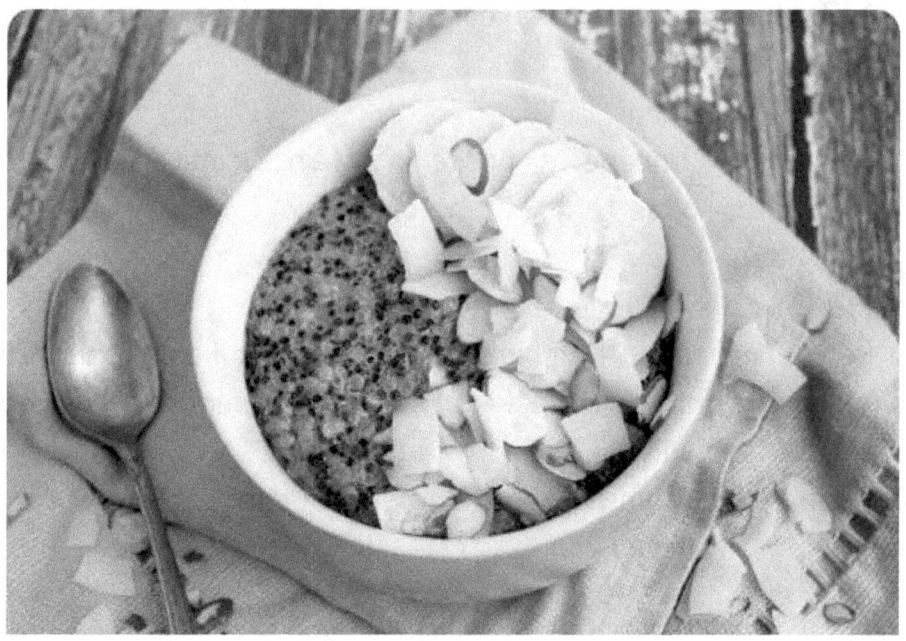

PËRBËRËSIT:
- 2 mollë të prera, të ndara
- 1 filxhan (165 g) farro me perla
- 4 gota (940 ml) ujë
- 1½ filxhan (355 ml) qumësht (qumësht ose jo)
- 1 lugë çaji (2 g) kanellë të bluar
- ½ lugë çaji xhenxhefil i bluar
- 1/8 lugë çaji speca erëzash
- Kripë e imët e detit
- 2 lugë gjelle (30 ml) shurup panje, mjaltë ose agave
- ½ lugë çaji ekstrakt vanilje
- Pekane të thekura
- Rrush të thatë
- Fara kungulli të thekura
- Farat e kërpit

UDHËZIME
a) Shtoni një nga mollët e copëtuara, së bashku me farron, ujin, qumështin, kanellën, xhenxhefilin, specin dhe pak kripë në një tenxhere mesatare dhe përziejini së bashku. Lëreni të vlojë. Ulni nxehtësinë në të ulët, mbulojeni dhe ziejini, duke e përzier herë pas here, derisa të zbuten, për 30 deri në 35 minuta. I gjithë lëngu nuk do të përthithet. Hiqeni nga zjarri, përzieni shurupin e panjës, mjaltin ose agavenë dhe vaniljen, më pas mbulojeni dhe ziejini për 5 minuta.

b) Për ta servirur, ndani farron midis tasave. Shtoni pjesën e mbetur të mollës dhe sipër shtoni pekanët, rrushin e thatë, farat e kungullit dhe farat e kërpit.

41. Tasat me shegë dhe Freekeh Tabbouleh

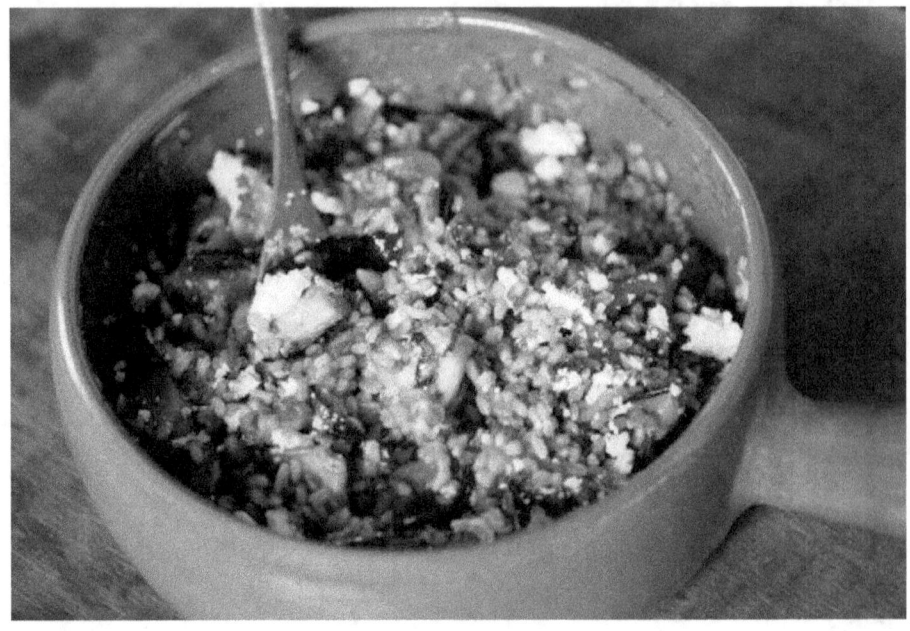

PËRBËRËSIT:

- ¾ filxhan (125 gr) freekeh i plasaritur
- 2 gota (470 ml) ujë
- Kripë deti e imët dhe piper i zi i sapo bluar
- 1 mollë e freskët, e prerë në kubikë dhe e ndarë, e ndarë
- 1 filxhan (120 g) arishe shege
- ½ filxhan (24 g) nenexhik të freskët të copëtuar
- 1 lugë gjelle (15 ml) vaj ulliri ekstra i virgjër
- 1½ lugë gjelle (23 ml) ujë me lule portokalli
- 2 gota (480 g) kos të thjeshtë grek
- Bajame të pjekura pa kripë, të grira

UDHËZIME

a) Kombinoni freekeh, ujin dhe pak kripë në një tenxhere mesatare. Lëreni të vlojë, më pas ulni nxehtësinë në të ulët dhe ziejini për 15 minuta, duke e përzier herë pas here, derisa të përthithet i gjithë lëngu dhe të zbutet freekeh. E heqim nga zjarri, e mbulojmë me kapak dhe e ziejmë me avull për rreth 5 minuta. Transferoni freekeh në një tas dhe ftohuni plotësisht.

b) Hidhni gjysmën e mollës dhe shegës, nenexhikut, vaj ulliri dhe disa grira piper në freekeh dhe përzieni mirë që të bashkohen.

c) Përzieni ujin e luleve të portokallit në kos derisa të kombinohet mirë.

d) Për ta shërbyer, ndajeni freekeh-un midis tasave. Hidhni sipër kosin me aromë portokalli, mollën e mbetur dhe bajamet.

42. Tasa me papaja me vitaminë C

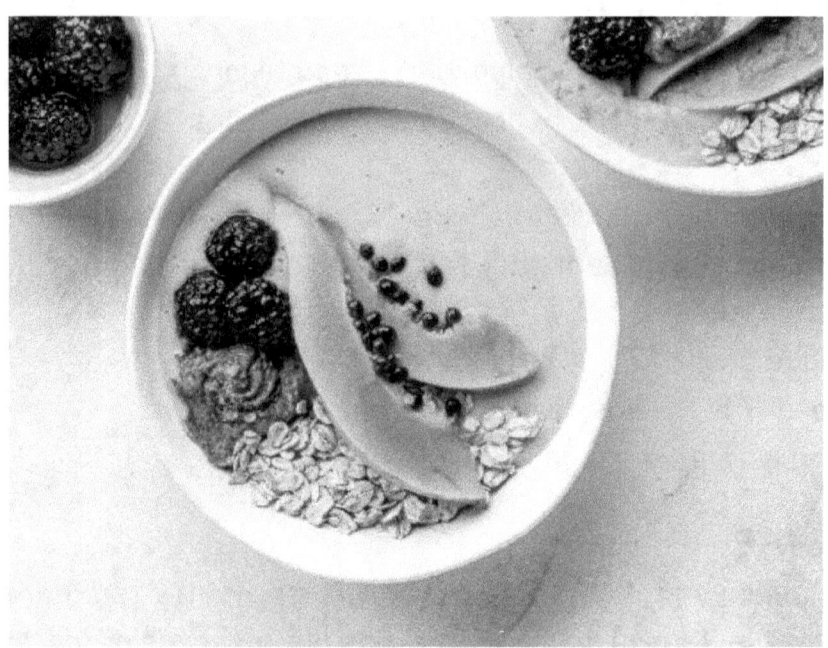

PËRBËRËSIT:
- 4 lugë gjelle (40 g) amaranth, të ndara
- 2 papaja të vogla të pjekura (rreth 1 paund, ose 455 g secila)
- 2 gota (480 g) kos kokosi
- 2 kivi të qëruara dhe të prera në kubikë
- 1 grejpfrut i madh rozë, i qëruar dhe i segmentuar
- 1 portokall me kërthizë të madhe, të qëruar dhe të segmentuar
- Farat e kërpit
- Farat e susamit të zi

UDHËZIME
a) Nxehni një tenxhere të gjatë dhe të gjerë mbi nxehtësinë mesatare-të lartë për disa minuta. Kontrolloni nëse tigani është mjaftueshëm i nxehtë duke shtuar disa kokrra amaranti. Ata duhet të dridhen dhe të shfaqen brenda pak sekondash. Nëse jo, ngroheni tiganin për një minutë më shumë dhe provojeni përsëri. Kur tigani është mjaftueshëm i nxehtë, shtoni 1 lugë gjelle (10 g) amaranth. Kokrrat duhet të fillojnë të dalin brenda pak sekondash. E mbulojmë tenxheren dhe e tundim herë pas here, derisa të dalin të gjitha kokrrat. Hidheni amarantin e grirë në një tas dhe përsërisni me amarantin e mbetur, 1 lugë gjelle (10 g) në të njëjtën kohë.

b) Pritini papajat në gjysmë për së gjati, nga kërcelli në bisht, më pas hiqni dhe hidhni farat. Mbushni secilën gjysmë me amarantin e grirë dhe kos kokosi. Hidhni sipër kivi, grejpfrut dhe portokall dhe spërkatni me farat e kërpit dhe farat e susamit.

43. Tas me bollgur Goji Berry

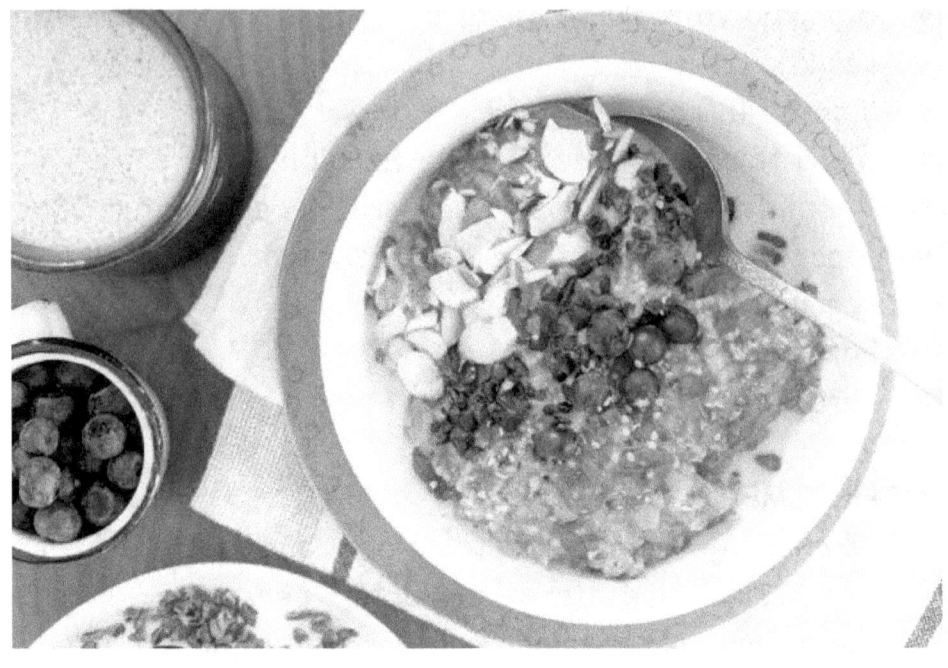

PËRBËRËSIT:

- 1 filxhan bollgur i gatuar
- 1/4 filxhan goji berries
- 1 lugë fara chia
- 1 lugë mjaltë
- Mbushjet: banane e prerë në feta dhe manaferra të freskëta.

UDHËZIME

a) Përzieni tërshërën e gatuar, manaferrat goji, farat chia dhe mjaltin në një tas.
b) Hidhni sipër banane të prerë në feta dhe manaferra të freskëta.

44. Tas Açaí jeshil me fruta dhe manaferra

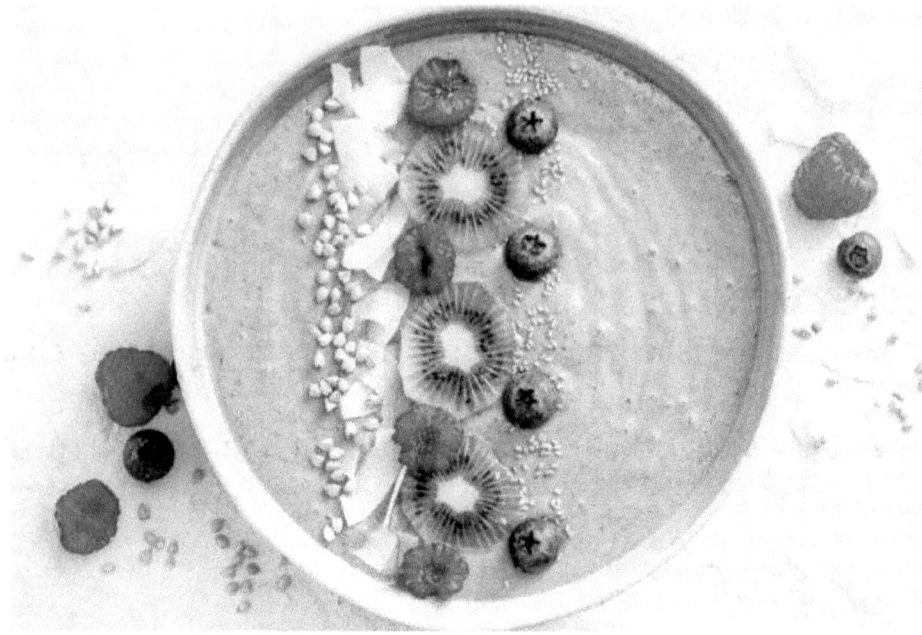

PËRBËRËSIT:
- $\frac{1}{2}$ Pure Açaí
- $\frac{1}{8}$ filxhan qumësht kërpi me çokollatë
- $\frac{1}{2}$ banane
- 2 lugë gjelle pluhur proteine kërpi
- 1 lugë çaji Maca
- Mbushjet: Fruta të freskëta të stinës, farat e kërpit, banane e freskët, manaferrat e artë. Manat e bardha, Goji Berries, Kivi

UDHËZIME
a) Vendosni gjithçka në blender, përziejeni derisa të trashet vërtet - duke shtuar më shumë lëng nëse është e nevojshme - më pas hidheni në një tas.
b) Sipër shtoni fruta dhe çdo gjë tjetër që ju pëlqen!

45. Tas i gjelbër i Budës

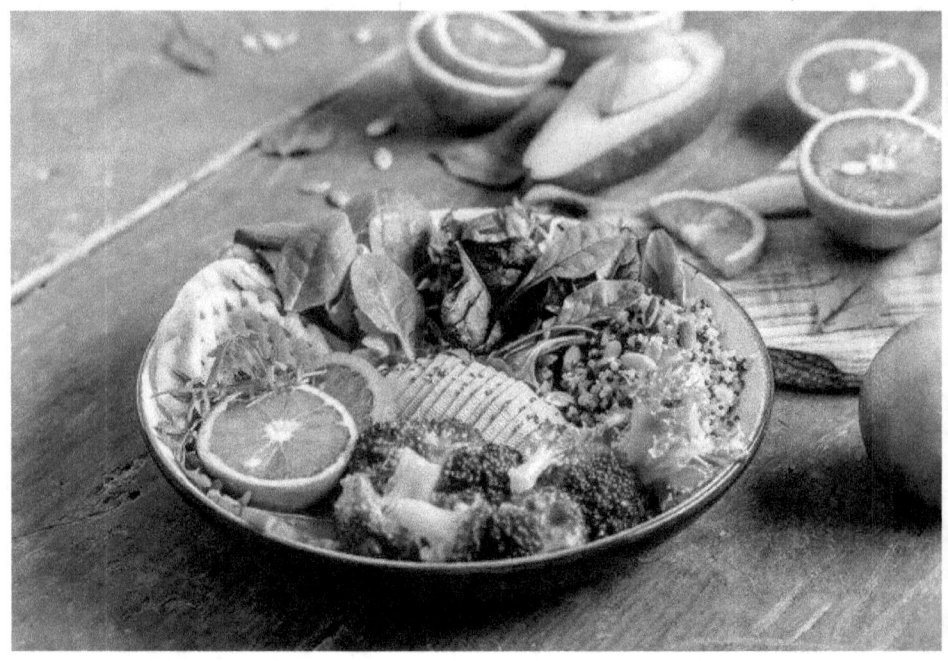

PËRBËRËSIT:

- 1/2 filxhan ananas të ngrirë
- 1/2 banane e ngrirë
- 1/2 filxhan spinaq
- 1/2 filxhan qumësht bajame
- 1 lugë mjaltë
- Mbushjet: banane e prerë në feta, manaferra të freskëta dhe granola.

UDHËZIME

a) Përzieni ananasin e ngrirë, bananen e ngrirë, spinaqin, qumështin e bajameve dhe mjaltin në një blender derisa të jenë të lëmuara.

b) Hidheni masën në një enë dhe shtoni spërkatjet.

46. Gjelbër Power Fruit Tas

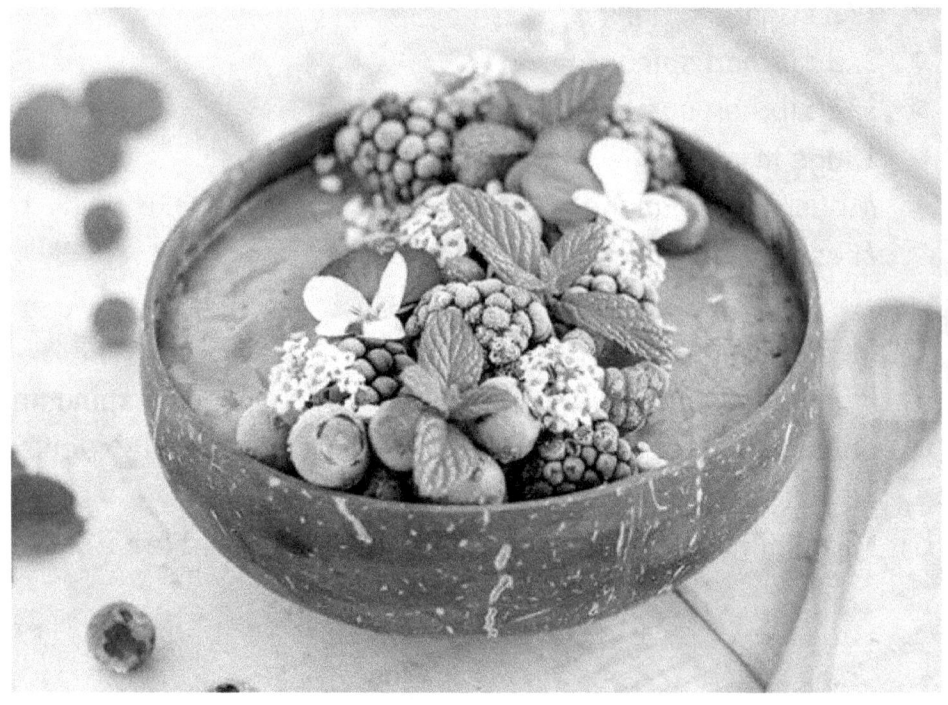

PËRBËRËSIT:
- 1/2 filxhan fruta tropikale të përziera të ngrira
- 1/2 banane e ngrirë
- 1/2 filxhan lakër jeshile
- 1/2 filxhan ujë kokosi
- Mbushjet: banane e prerë në feta, manaferra të freskëta dhe granola.

UDHËZIME
a) Përzieni frutat e përziera tropikale të ngrira, bananet e ngrira, lakra jeshile dhe ujin e kokosit në një blender derisa të jenë të lëmuara.
b) Hidheni masën në një enë dhe shtoni spërkatjet.

47. Tas me banane me gjalpë kikiriku

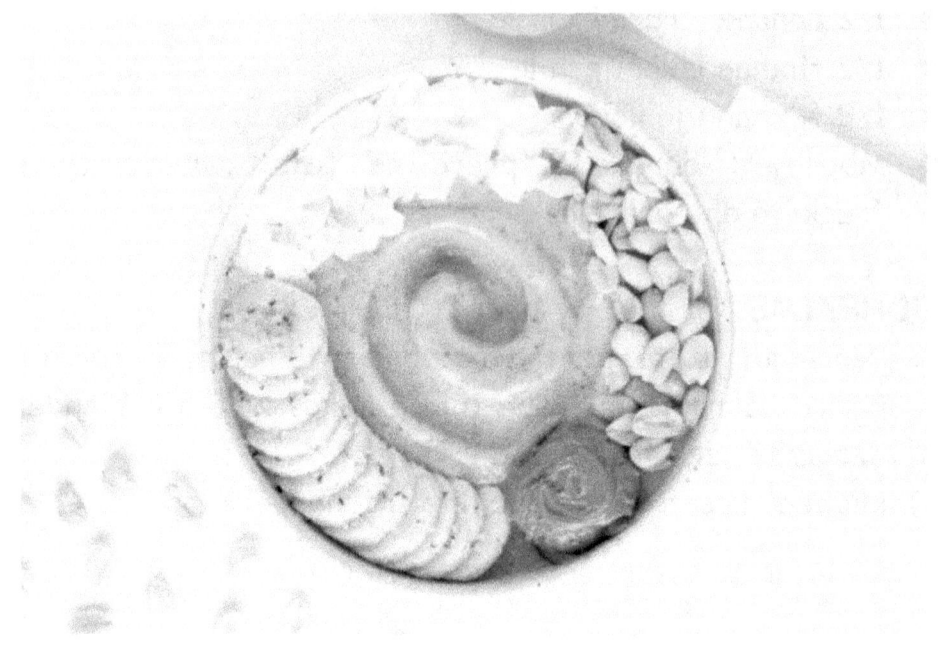

PËRBËRËSIT:
- 1 banane, e prerë në feta
- 1/4 filxhan gjalpë kikiriku
- 1/4 filxhan kikirikë të copëtuar
- 1 lugë mjaltë
- 1/4 filxhan granola

UDHËZIME
a) Renditni fetat e bananes në një tas.
b) Vëreni në mikrovalë gjalpin e kikirikut për 10 sekonda për ta bërë më të lehtë spërkatjen.
c) Lyejeni gjalpin e kikirikut mbi bananet, më pas hidhini sipër kikirikë të grirë, mjaltë dhe granola.

48. Tas me proteina me çokollatë

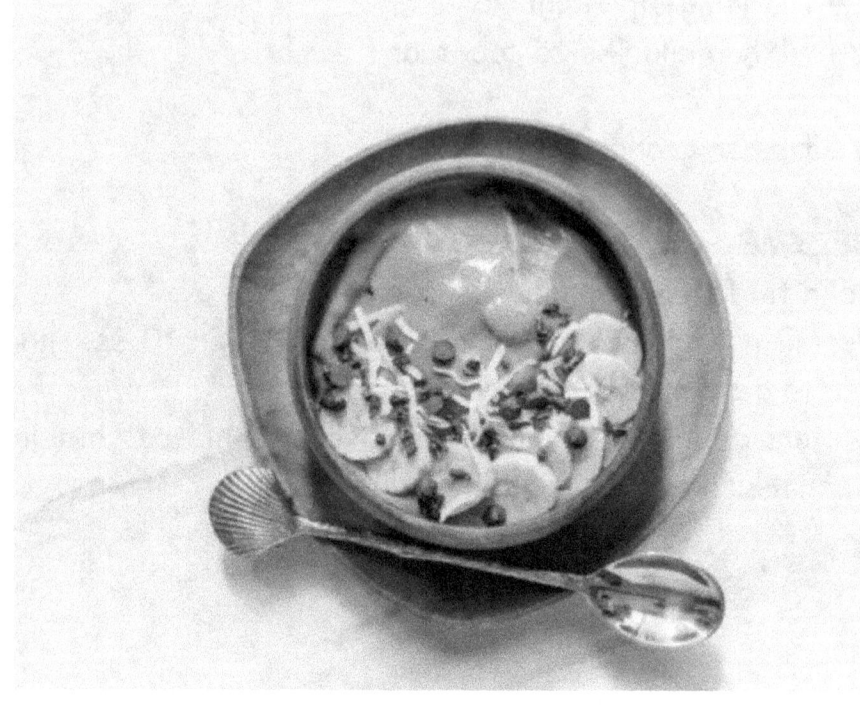

PËRBËRËSIT:
- 1 lugë çokollatë pluhur proteine
- 1 filxhan qumësht bajame
- 1 banane, e prerë në feta
- 1 lugë fara chia
- Mbushjet: bajame të prera në feta dhe kokos të grirë

UDHËZIME
a) Përzieni pluhurin e proteinave dhe qumështin e bajames në një tas.
b) Hidhni sipër banane të prerë në feta, fara chia, bajame të prera në feta dhe kokos të grirë.

49. Tas me Berry Tofu

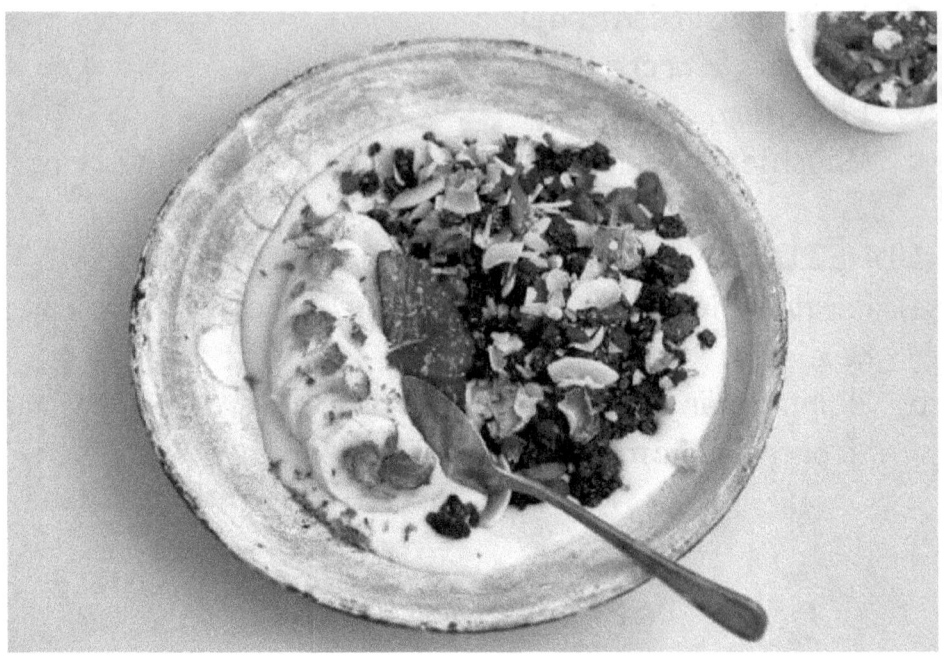

PËRBËRËSIT:
- 1/2 filxhan tofu të mëndafshtë
- 1/2 filxhan manaferra të përziera (boronica, mjedra, luleshtrydhe)
- 1 lugë mjaltë
- 1/4 filxhan granola

UDHËZIME
a) Përzieni tofun e mëndafshtë dhe mjaltin në një blender derisa të jenë të lëmuara.
b) Hidhni sipër kokrrat e përziera dhe granola.

50. Gjelbër Perëndeshë Fruit Tas

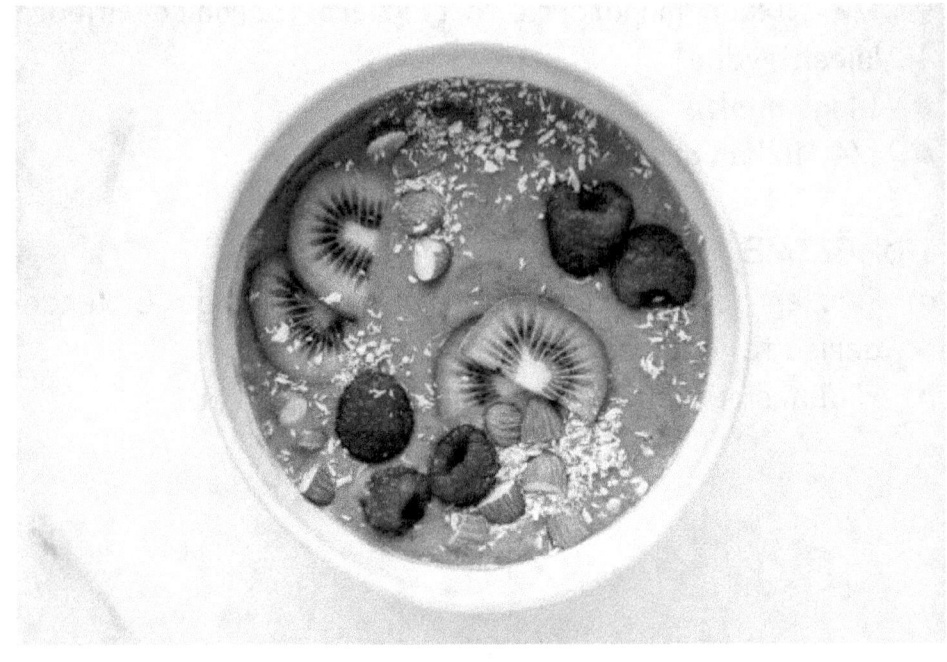

PËRBËRËSIT:

- 1 banane e ngrirë
- 1/2 filxhan ananas të ngrirë
- 1/2 filxhan spinaq
- 1/2 filxhan ujë kokosi
- Mbushjet: banane e prerë në feta, manaferra të freskëta dhe granola.

UDHËZIME

a) Përzieni bananen e ngrirë, ananasin e ngrirë, spinaqin dhe ujin e kokosit në një blender derisa të jenë të lëmuara.

b) Hidheni masën në një enë dhe shtoni spërkatjet.

SALATAT FRUTA ME ylber

51. Sallatë frutash ekzotike

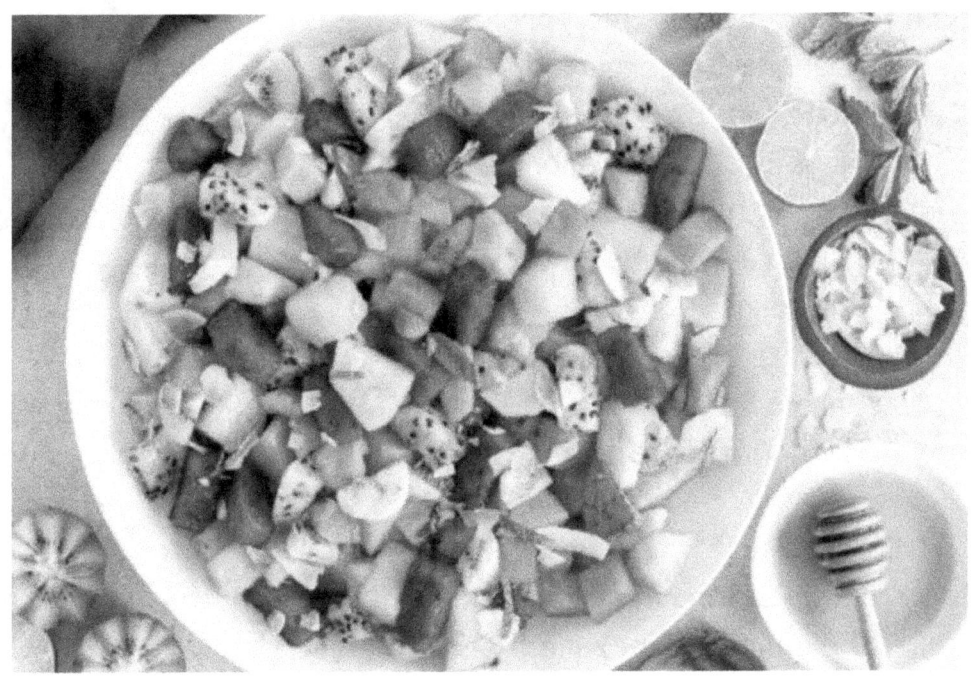

PËRBËRËSIT:
- 2 mango të pjekura, papaja ose
- 6 kivi, i qëruar dhe i prerë
- 2 banane, të qëruara dhe të prera
- 2 lugë gjelle sheqer ëmbëlsirash
- 2 lugë gjelle lëng limoni ose mjaltë
- $\frac{1}{2}$ lugë çaji ekstrakt vanilje
- $\frac{1}{4}$ lugë çaji pluhur kinez me 5 erëza
- $\frac{1}{2}$ mjedra
- 1 frut dragoi, i prerë në kubikë
- Ambalazhues sheqeri
- Gjethe menteje

UDHËZIME:
a) Rrihni sheqerin, lëngun e limonit ose mjaltin , vaniljen dhe pluhurin kinez me 5 erëza .
b) Hidhni të gjitha frutat.
c) E pudrosim me sheqerin e ëmbëlsirave dhe e zbukurojmë me gjethe nenexhiku.

52. Sallatë frutash festive

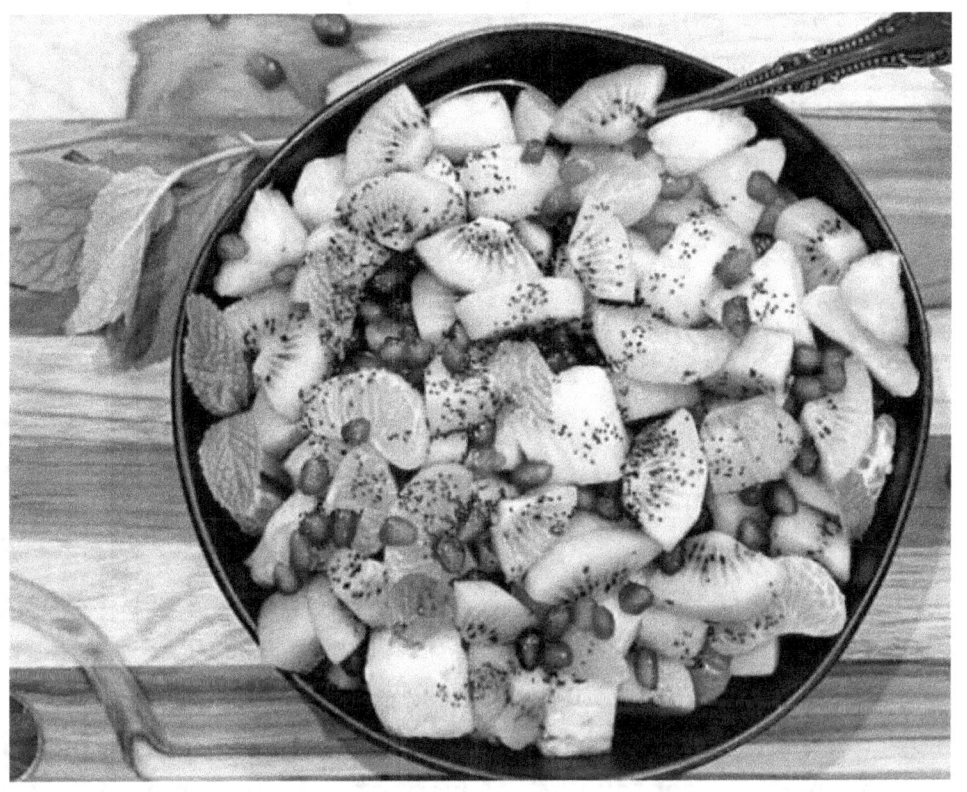

PËRBËRËSIT:
- 1 kanaçe copa ananasi
- ½ filxhan Sheqer
- 3 lugë miell për të gjitha përdorimet
- 1 vezë e rrahur lehtë
- 2 kanaçe portokall mandarine
- 1 kanaçe Dardha
- 3 Kivi
- 2 te medha Mollët
- 1 filxhan gjysma të pekanit

UDHËZIME:
a) Kullojeni ananasin, duke rezervuar lëngun. Lëreni ananasin mënjanë. Hidhni lëngun në një tenxhere të vogël dhe shtoni sheqerin dhe miellin. Lëreni të vlojë. Përzieni shpejt vezën dhe gatuajeni derisa të trashet. Hiqeni nga zjarri dhe ftoheni.

b) Vendoseni në frigorifer. Në një tas të madh, kombinoni ananasin, portokallet, dardhat, kivin, mollët dhe pekanët.

c) Hidhni dressing-un dhe përzieni mirë. Mbulojeni dhe ftoheni për 1 orë.

53. Sallatë frutash në dimër

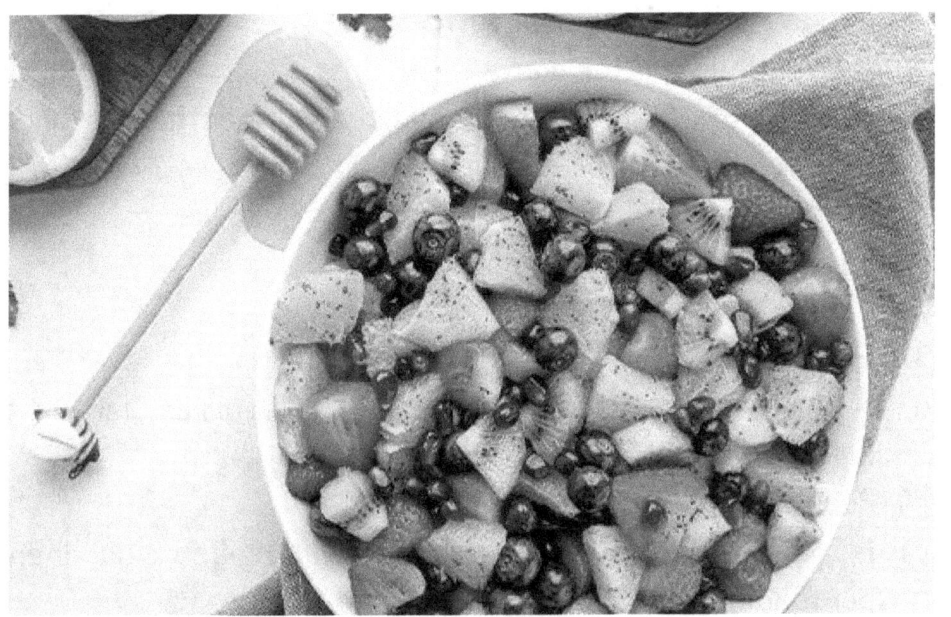

PËRBËRËSIT:
- 2 luge vaj arre
- 2 lugë gjelle lëng limoni të freskët
- 1 lugë gjelle nektar agave
- 1 mollë Fuji, Gala ose Red Delicious, me bërthama
- 1 portokall i madh, i qëruar dhe i prerë
- 1 filxhan rrush i kuq pa kokrra, i pergjysmuar
- 1 frut i vogël yll, i prerë

UDHËZIME:
a) Në një tas të vogël, bashkoni vajin e arrës, lëngun e limonit dhe nektarin e agave.
b) Përziejini mirë dhe lërini mënjanë.
c) Në një tas të madh, kombinoni mollën, dardhën, portokallin, rrushin, frutat e yjeve dhe arrat.
d) Spërkateni me salcë, hidheni në shtresë dhe shërbejeni.

54. Sallatë kremoze me fruta tropikale

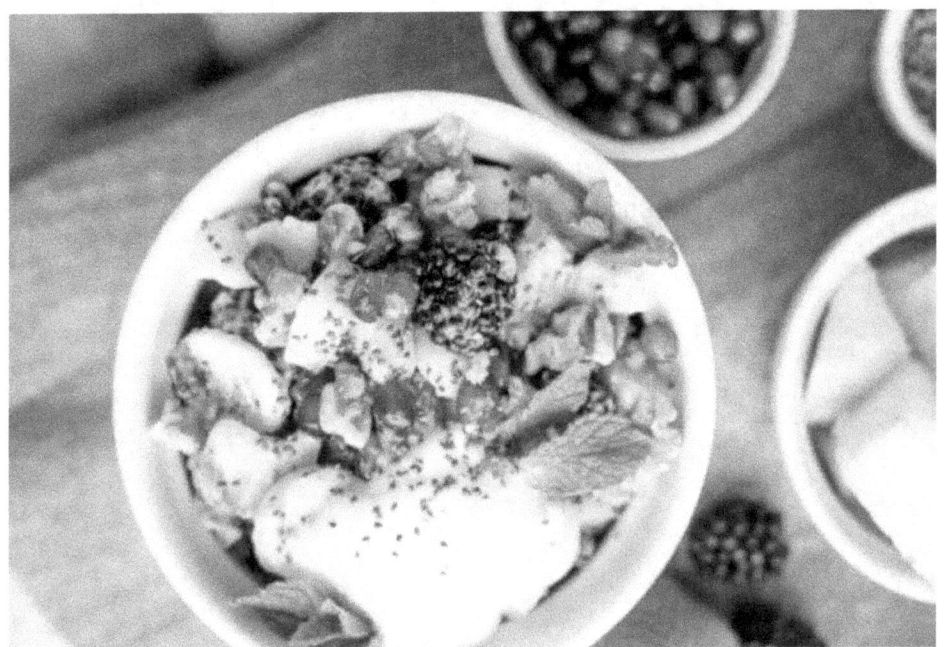

PËRBËRËSIT:
- Kanaçe 15,25 ons me sallatë frutash tropikale, e kulluar
- 1 banane, e prerë në feta
- 1 filxhan sipër i ngrirë i rrahur, i shkrirë

UDHËZIME:
a) Në një tas mesatar, kombinoni të gjithë përbërësit.
b) Përziejini butësisht për të mbuluar.

55. Sallatë frutash në stilin filipinas

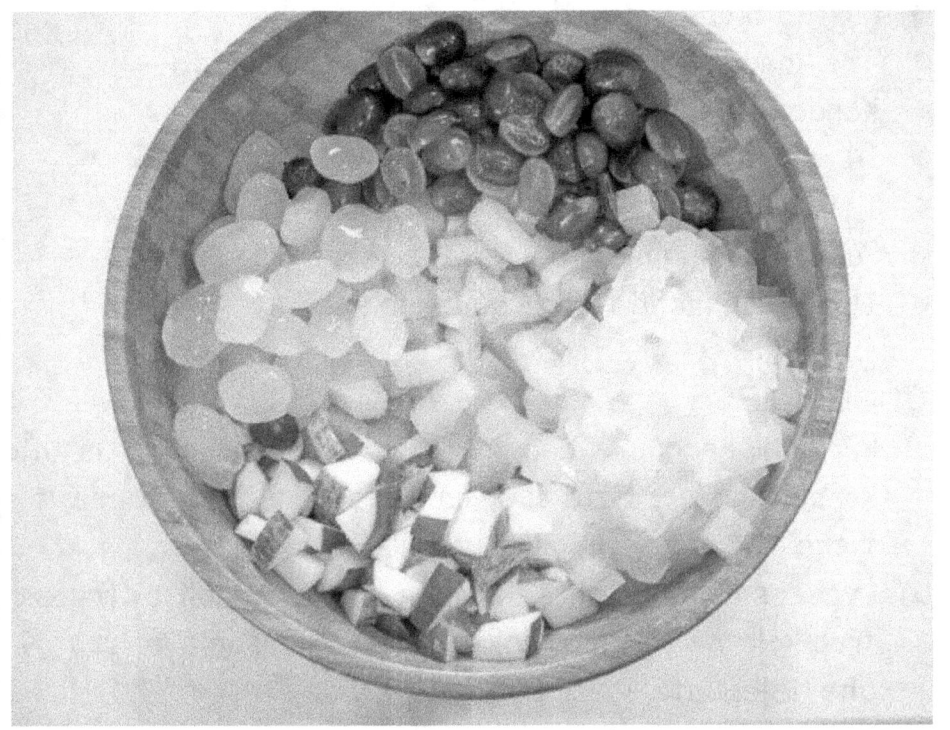

PËRBËRËSIT:
- 1½ filxhan krem të rëndë
- Paketa 8 ons. Krem djathi
- Tre kanaçe koktej frutash 14 ons, të kulluara
- Kanaçe 14 ons me copa ananasi, të kulluara
- 14 ons mund të lychees, kulluar
- 1 filxhan kokos
- Paketim 8 ons me bajame të copëtuara
- 1½ filxhan mollë të prera në kubikë

UDHËZIME:
a) Përzieni kremin e rëndë dhe kremin e djathit në një konsistencë të butë si salca. Përziejini me përbërësit e tjerë dhe përziejini mirë, ftohuni gjatë natës.
b) Lychees mund të anashkalohen, përdorni koktej frutash tropikale në vend të koktejit të zakonshëm të frutave dhe bëjeni atë katër kanaçe.
c) Filipinezët përdorin diçka të quajtur Nestles Cream, por nuk është e lehtë për t'u gjetur.

56. Haupia me sallatë frutash ekzotike

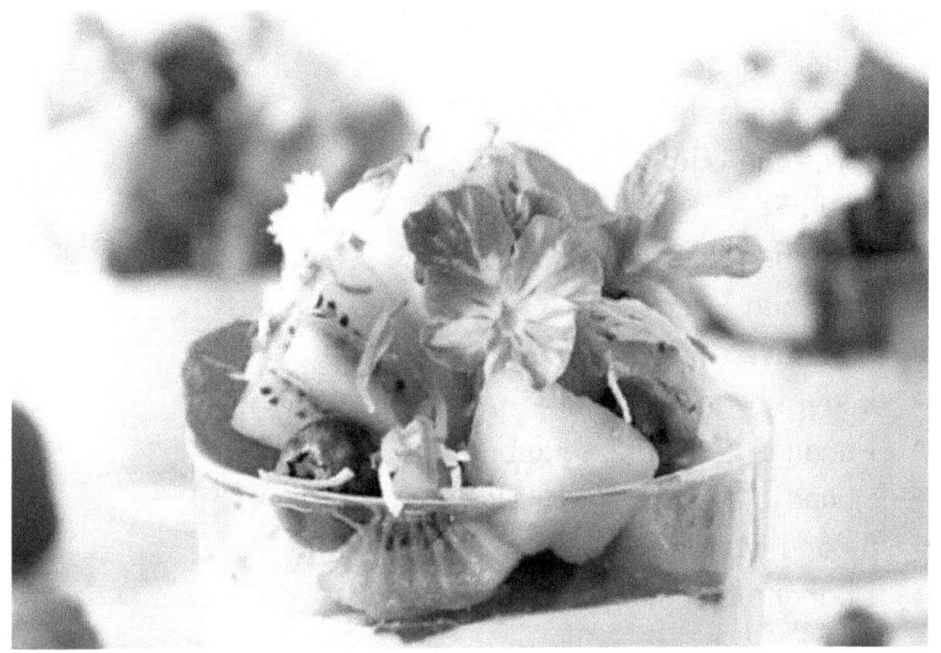

PËRBËRËSIT:
PËR HAUPIA:
- 1½ filxhan qumësht kokosi
- 6 lugë sheqer
- 6 lugë niseshte misri
- ¾ filxhan Ujë

PËR salcë:
- ½ filxhan lëng frutash pasioni
- 1 filxhan Sheqer

PËR Sallatën me Fruta:
- 2 kivi i prerë në kubikë
- 1 ananas të prerë në kubikë
- 1 papaja e prerë në kubikë
- 8 copa lychee
- 1 banane e prerë në feta
- 1 mango e prerë në feta
- 8 degë menteje të freskët

UDHËZIME:
a) Haupia: Hidhni qumështin e kokosit në një tenxhere. Bashkoni sheqerin dhe niseshte misri, përzieni me ujë dhe përzieni mirë. Përzieni përzierjen e sheqerit në qumështin e kokosit.

b) Gatuani dhe përzieni në zjarr të ulët derisa të trashet. Hidheni në një tigan katror 8 inç dhe ftohuni derisa të jetë e fortë. Duke përdorur një prerës biskotash, prerë në formë loti ose ylli.

c) Sillni përbërësit e salcës të ziejnë. Qetë. Kombinoni përbërësit e sallatës së frutave, hidheni me salcën dhe lëreni mënjanë.

d) Vendosni tre deri në katër pjesë Haupia në një pjatë të ftohtë dhe rregulloni frutat përreth.
e) Dekoroni me nenexhik të freskët.

57. Sallatë frutash Ambrosia

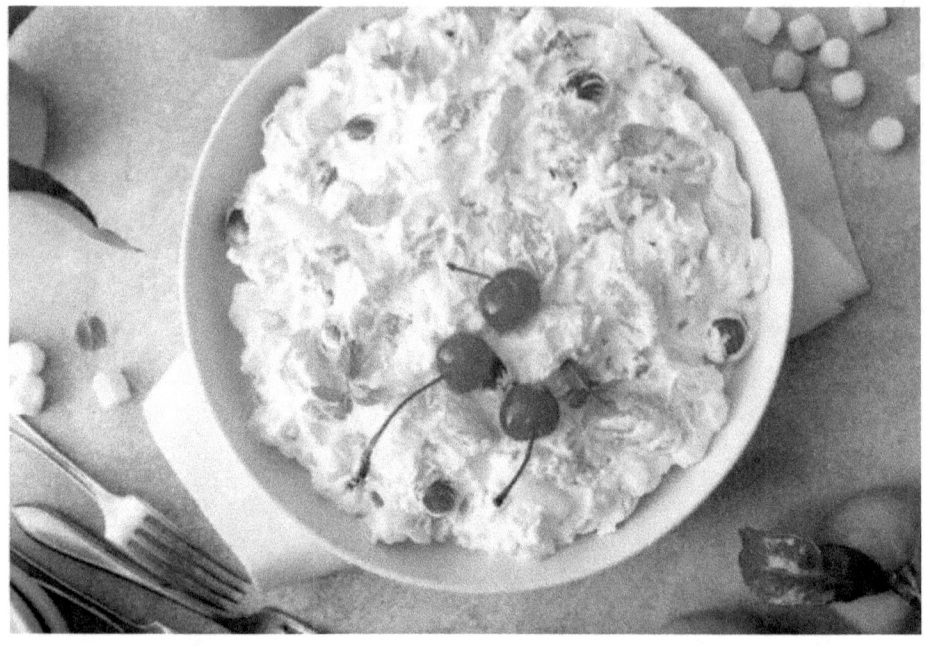

PËRBËRËSIT:
- 2 kanaçe portokall mandarine, te kulluara
- 2 Ananasi, gjela, i kulluar
- 2 banane, të prera në feta
- 2 gota rrush pa fara jeshile ose te kuqe
- 2 Kos vanilje
- 1 filxhan bajame, të grira
- 2 gota arrë kokosi, të grira
- 2 gota Marshmallows, mini

UDHËZIME:
a) Përziejini të gjithë përbërësit dhe ftoheni.

58. Sallatë frutash me salcë nenexhik

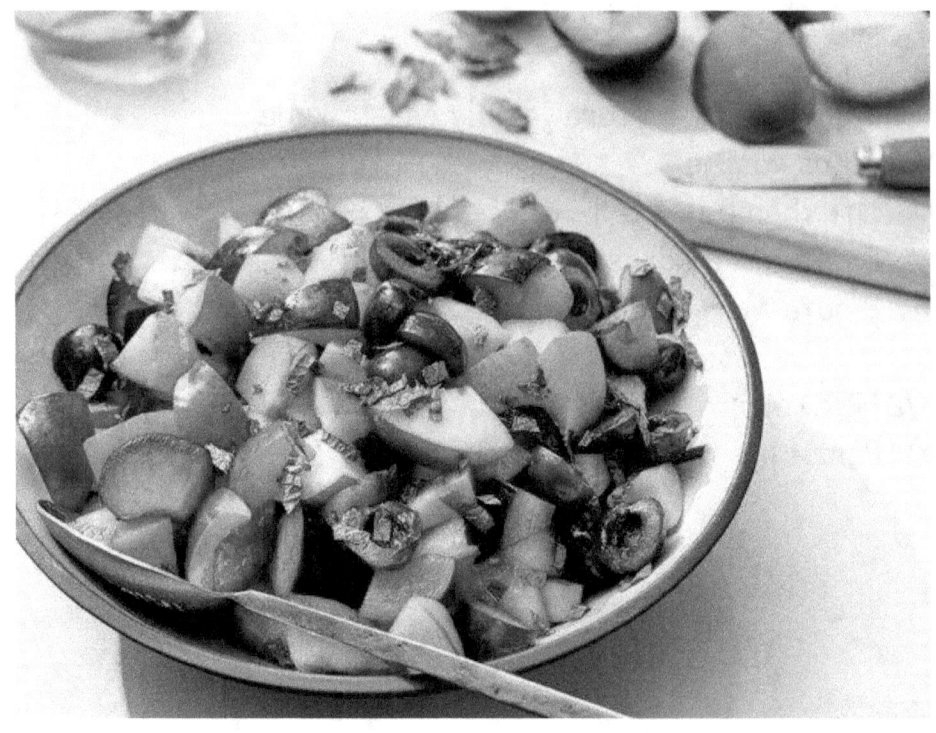

PËRBËRËSIT:
- ½ filxhan kos të thjeshtë
- 1 lugë mjaltë, për shije
- 1 lugë gjelle Amaretto, për shije
- ½ lugë çaji ekstrakt vanilje
- 1 dash Arrëmyshk
- 2 lugë Mente të freskët të grirë
- 5 gota të grumbulluara me fruta të freskëta, të prera në copa
- Gjethet e plota të mentes për zbukurim

UDHËZIME:
a) Kombinoni të gjithë përbërësit e salcës në një tas të vogël dhe përzieni derisa të përzihet mirë.
b) Kombinoni frutat në një tas. Shtoni veshjen dhe hidheni tërësisht.
c) Transferoni në një tas për servirje dhe zbukurojeni me gjethe të plota nenexhik.
d) Mbulojeni dhe ftoheni pak para se ta shërbeni.

59. Sallatë frutash nga Sri Lanka

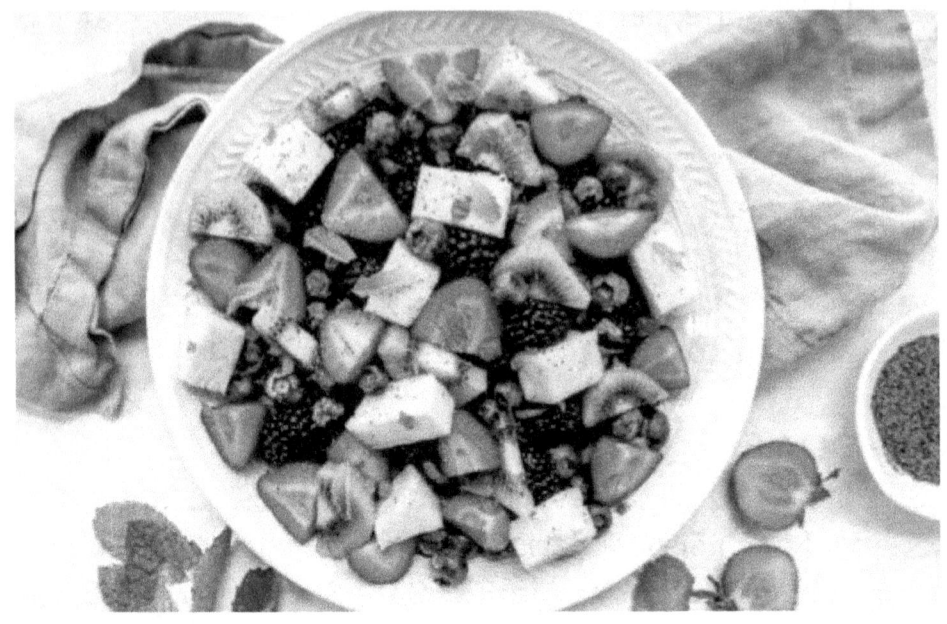

PËRBËRËSIT:

- 2 Mango, të pjekura
- 1 papaja, e pjekur
- 1 ananas
- 2 portokall
- 2 banane
- 1 Lime, lëng prej
- 110 gram ujë me sheqer
- 1 lugë çaji vanilje
- 25 mililitra Rum

UDHËZIME:

a) Qëroni dhe prisni mangon, papaja dhe ananasin. Qëroni portokallet, hiqni kokrrat dhe ndajini ato në pjesë. Qëroni dhe prisni bananet në feta dhe spërkatni lëngun e limonit mbi to për të parandaluar zbardhjen e ngjyrës.

b) Përziejini lehtë të gjitha frutat në një tas sallatë. Zieni sheqerin dhe ujin së bashku dhe kur sheqeri të jetë tretur hiqeni nga zjarri dhe lëreni të ftohet. Në shurupin e sheqerit shtoni esencën e vaniljes dhe rumin dhe hidhni sipër sallatën e frutave. Lëreni në frigorifer të ftohet përpara se ta shërbeni.

60. Sallatë frutash mimoza

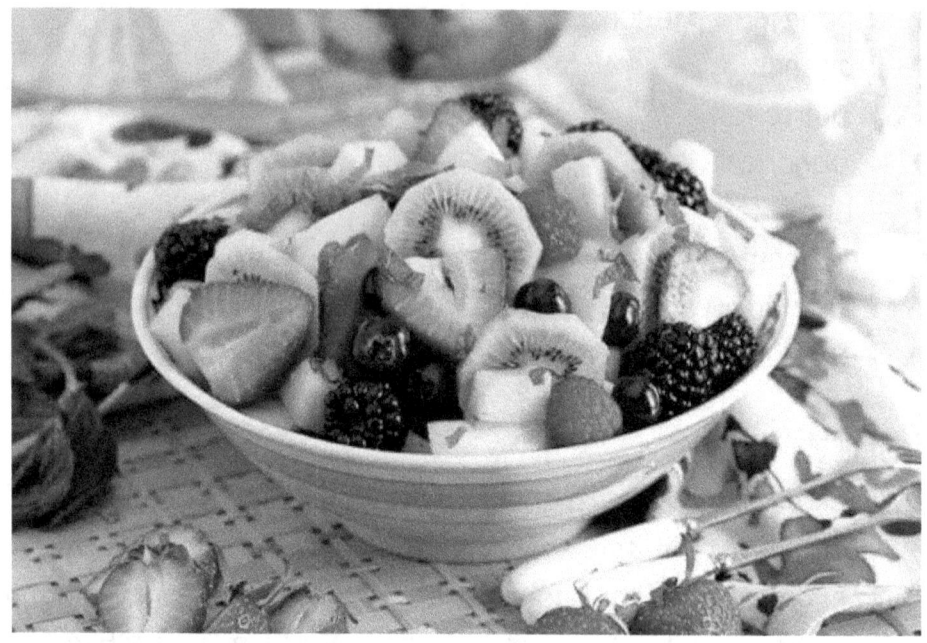

PËRBËRËSIT:
- 3 kivi, të qëruara dhe të prera në feta
- 1 filxhan manaferra
- 1 filxhan boronica
- 1 filxhan luleshtrydhe, të prera në katër pjesë
- 1 filxhan ananas, i prerë në copa të vogla
- 1 filxhan Prosecco, i ftohur
- ½ filxhan lëng portokalli të freskët të shtrydhur
- 1 lugë mjaltë
- ½ filxhan nenexhik të freskët

UDHËZIME:
a) Në një tas të madh, kombinoni të gjitha frutat.
b) Hidhni Prosecco-n, lëngun e portokallit dhe mjaltin mbi frutat dhe i hidhni me kujdes që të bashkohen.
c) E zbukurojmë me nenexhik dhe e shërbejmë.

61. Sallatë frutash Mojito

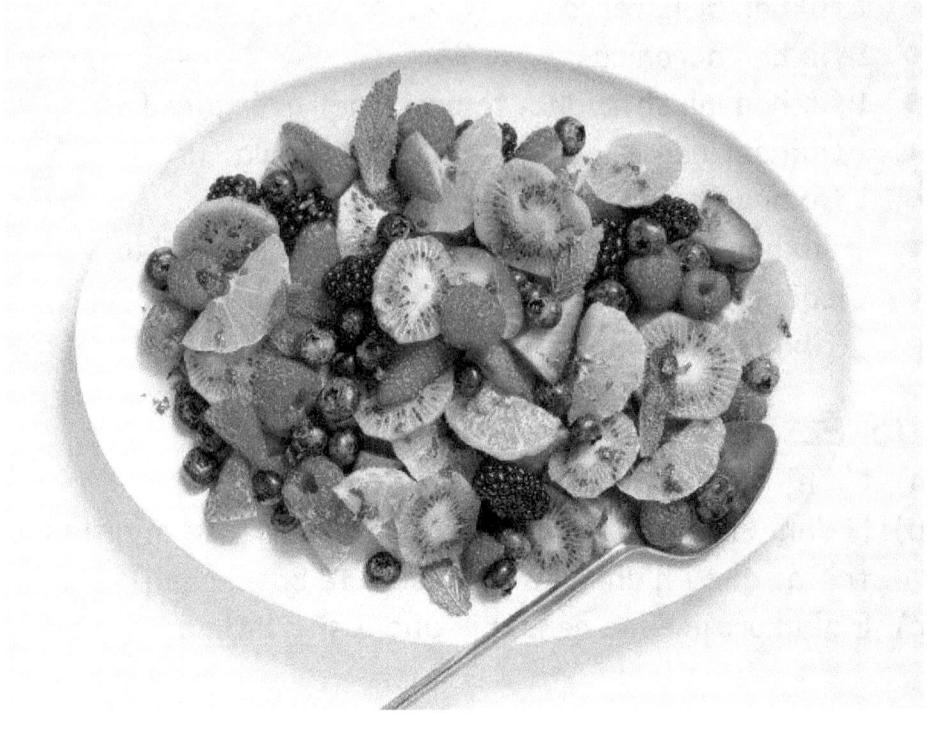

PËRBËRËSIT:
- 4 gota shalqi të grirë
- 1 kile luleshtrydhe, të copëtuara
- 6 ons mjedra
- 6 ons boronica
- $\frac{1}{4}$ filxhan nenexhik të paketuar, të copëtuar
- $\frac{1}{4}$ filxhan lëng limoni të freskët
- 3 lugë sheqer pluhur

UDHËZIME:
a) Shtoni shalqirin, luleshtrydhet, mjedrat, boronicat dhe nenexhikun në një tas të madh.
b) Përziejini së bashku lëngun e limonit dhe sheqerin pluhur në një tas të vogël dhe më pas hidhini sipër frutave dhe manaferrave.
c) Hidheni butësisht me një shpatull dhe më pas lëreni në frigorifer për të paktën 15 para se ta shërbeni për të lejuar që lëngjet natyrale në fruta të fillojnë të dalin.

62. Sallatë frutash Margarita

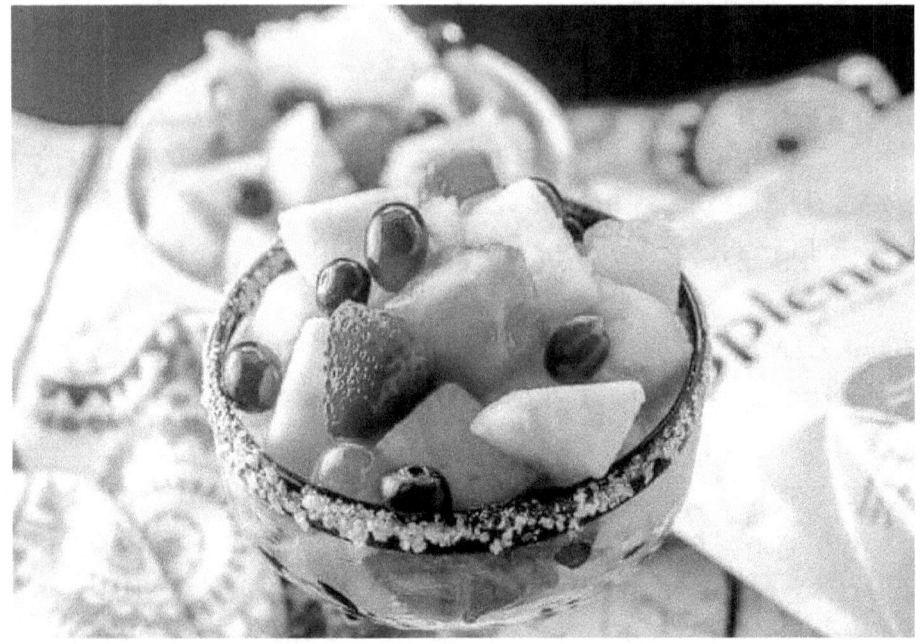

PËRBËRËSIT:

- 1 pjepër pjepër dhe mjaltë, të prerë në copa
- 2 Portokall dhe grejpfrut, të qëruara dhe të prera
- 1 mango, e qëruar dhe e prerë në kubikë
- 2 filxhanë luleshtrydhe, të përgjysmuara
- ½ filxhan Sheqer
- ⅓ filxhan lëng portokalli
- 3 lugë Tequila
- 3 lugë liker portokalli
- 3 lugë gjelle lëng limoni
- 1 filxhan kokos të freskët të grirë trashë

UDHËZIME:

a) Kombinoni frutat dhe lërini mënjanë. Në një tenxhere të vogël, ziejini sheqerin dhe lëngun e portokallit mbi nxehtësinë mesatare në të lartë, duke e trazuar, për 3 minuta ose derisa sheqeri të tretet.

b) Përzieni tekilën, likerin dhe lëngun e limonit. Lëreni të ftohet në temperaturën e dhomës.

c) Kombinoje me fruta. Mbulojeni dhe vendoseni në frigorifer për të paktën dy orë ose gjatë gjithë natës.

d) Pak para se ta servirni, spërkateni me kokos.

63. Sallatë me oriz me fruta dhe arra

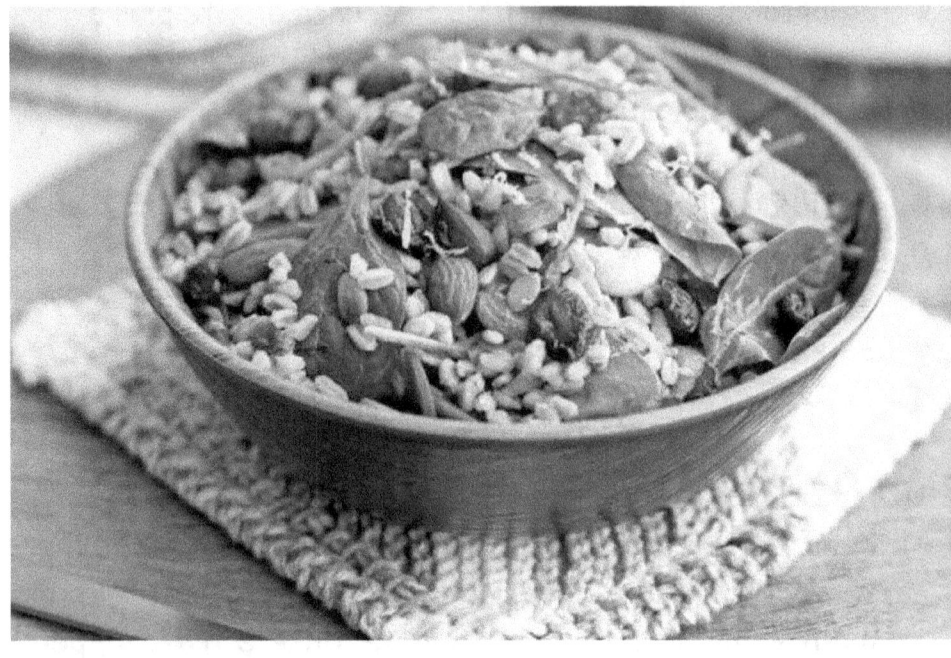

PËRBËRËSIT:

- Përzierje 125 gramë kokrra të gjata dhe oriz të egër, të ziera
- 298 gram kanaçe portokalli mandarine,
- 4 qepë të vogla, të prera në feta diagonale
- ½ piper jeshil, i prerë dhe i prerë në feta
- 50 gram rrush të thatë
- 50 gram arra shqeme
- 15 gram bajame të grira
- 4 lugë lëng portokalli
- 1 lugë gjelle uthull vere të bardhë
- 1 luge vaj
- 1 majë arrëmyshk
- Kripë dhe piper i zi i sapo bluar

UDHËZIME:

a) Vendosni të gjithë përbërësit e sallatës në një tas dhe përziejini mirë.

b) Në një tas të veçantë përzieni të gjithë përbërësit e salcës.

c) Hidheni salcën mbi sallatë, përzieni plotësisht dhe transferojeni në një pjatë për servirje.

64. Sallatë frutash me arra

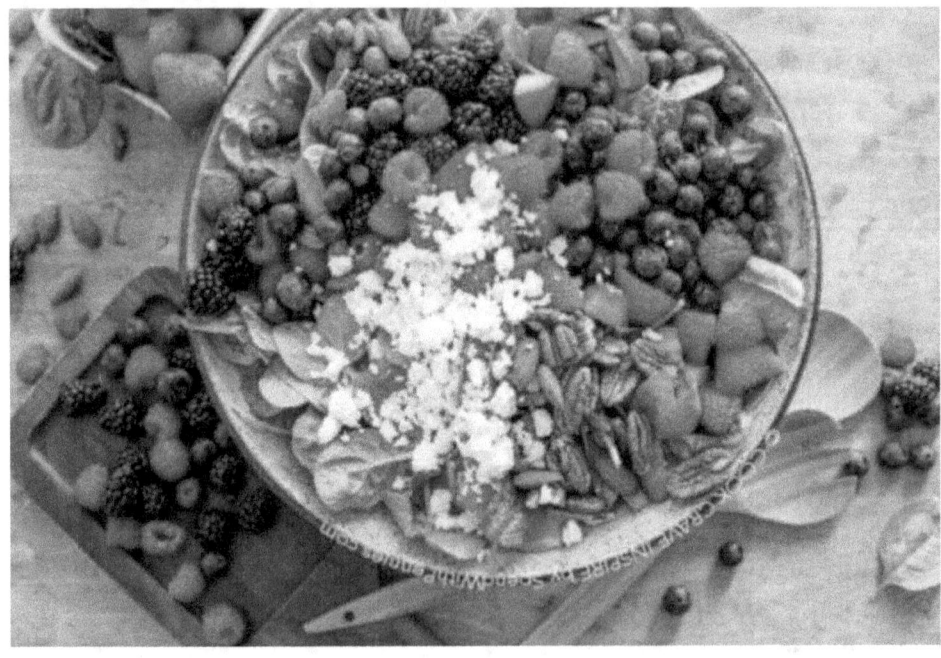

PËRBËRËSIT:
- 1 pjepër mjaltë, i vogël
- 2 portokallet
- 1 filxhan rrush blu
- Gjethet e marules
- 12 gjysma arre
- 8 ons kos
- 1 lugë gjelle lëng limoni
- 1 lugë gjelle lëng portokalli
- 1 lugë gjelle ketchup domate
- 2 lugë qumësht të avulluar
- Kripë, dash
- Piper i bardhë, dash

UDHËZIME:
a) Nxirrni pjeprin me një baler pjepri. Pritini lëvozhgën e portokallit, hiqni membranën e bardhë dhe priteni në mënyrë tërthore.
b) Pritini rrushin në gjysmë dhe hiqni farat. Rreshtoni një tas qelqi me gjethe marule dhe vendosni topa pjepri, feta portokalli, rrush dhe arra në shtresa sipër marules.
c) I përziejmë dhe i përziejmë mirë të gjithë përbërësit për dressing. Rregulloni erëzat. Hidhni salcën mbi fruta.
d) Lërini përbërësit e sallatës të marinohen për 30 minuta.

65. Sallatë me parfe me fruta

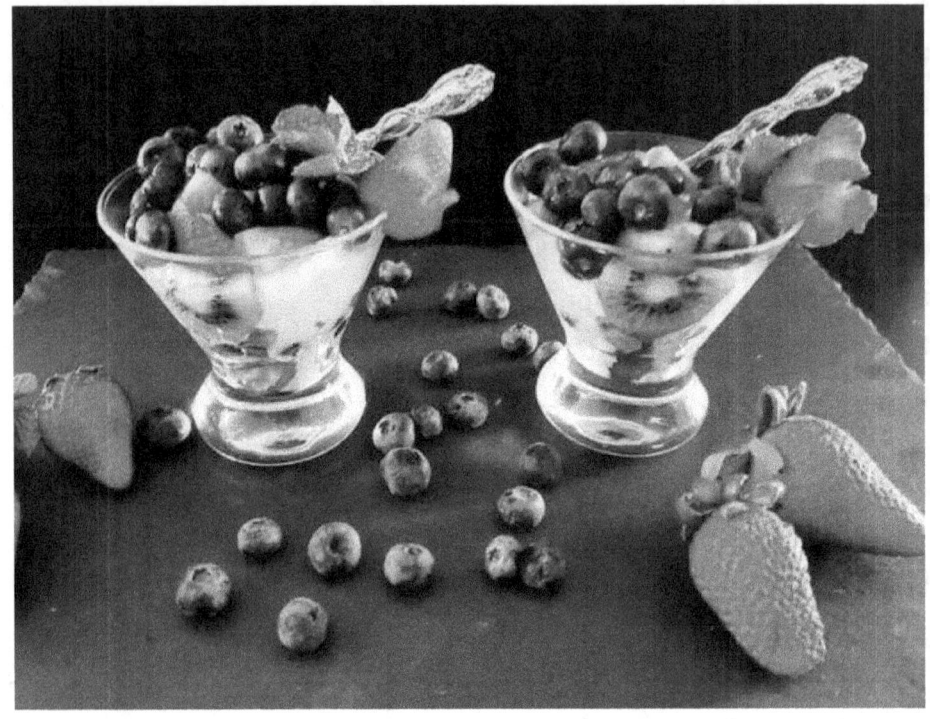

PËRBËRËSIT:

- 1 kanaçe e madhe ananasi i grimcuar
- 1 kanaçe mbushje byreku me qershi
- 1 kanaçe Qumësht i ëmbël i kondensuar
- 1 kuti e madhe me kamxhik të ftohtë

UDHËZIME:

a) Mund të hahet i butë ose pak i ngrirë, por shijon më mirë pak i ngrirë.

b) Ju gjithashtu mund të zëvendësoni mbushjet e tjera të byrekut si manaferra, pjeshkë ose boronica.

KASAT E SALATAVE VEGJI ylber

66. Sallatë me ylber

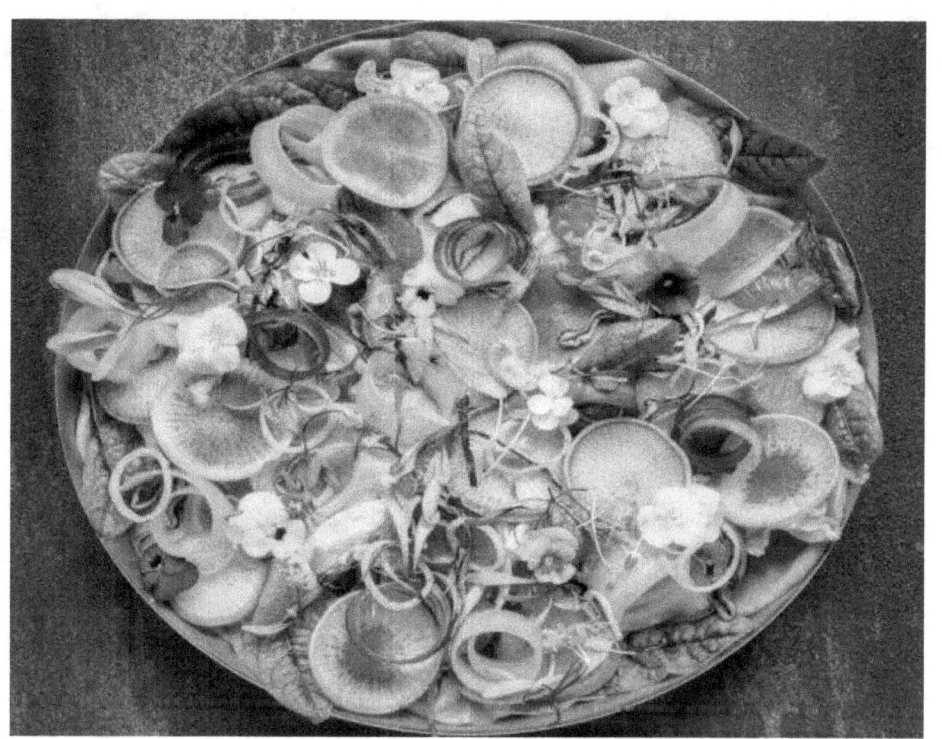

PËRBËRËSIT:

- Paketim 5 ons marule kokërr gjalpë
- Rukola me paketë 5 ons
- Microgreens me erëza
- 1 rrepkë vjollce e prerë hollë
- 1/2 filxhan bizele të prera, të prera hollë
- 1 rrepkë jeshile, e prerë në feta hollë
- 1/4 filxhan lakër të kuqe, të grirë
- 2 qepe, të prera në rrathë
- 1 rrepkë shalqini, e prerë në feta hollë
- 2 portokall gjaku, te segmentuar
- 3 karota ylber, të rruara në shirita
- 1/2 filxhan lëng portokalli gjaku
- 1/2 filxhan vaj ulliri ekstra të virgjër
- 1 lugë gjelle uthull vere të kuqe
- 1 lugë gjelle rigon të tharë
- 1 lugë mjaltë
- Kripë dhe piper, për shije
- për dekorimin e luleve ushqimore

UDHËZIME:

a) Përzieni vajin e ullirit, uthullën e verës së kuqe dhe rigonin në një enë. Shtoni qepujt dhe lërini të marinohen për të paktën 2 orë në banak.
b) Lërini mënjanë qepujt.
c) Në një kavanoz, përzieni lëngun e portokallit, vajin e ullirit, mjaltin dhe pak kripë dhe piper derisa të jetë e trashë dhe e lëmuar. I rregullojmë me kripë dhe piper sipas shijes.

d) Hidhni përzierjen pikante të mikrozarzavate, marule dhe rukola me rreth ¼ filxhan vinegrette në një tas shumë të madh përzierjeje.
e) Kombinoni karotat, bizelet, qepujt dhe segmentet e portokallit me gjysmën e rrepkave.
f) Mblidhni gjithçka dhe shtoni vinegrette shtesë dhe lule të ngrënshme për të përfunduar.

67. Nasturtium dhe sallatë rrushi

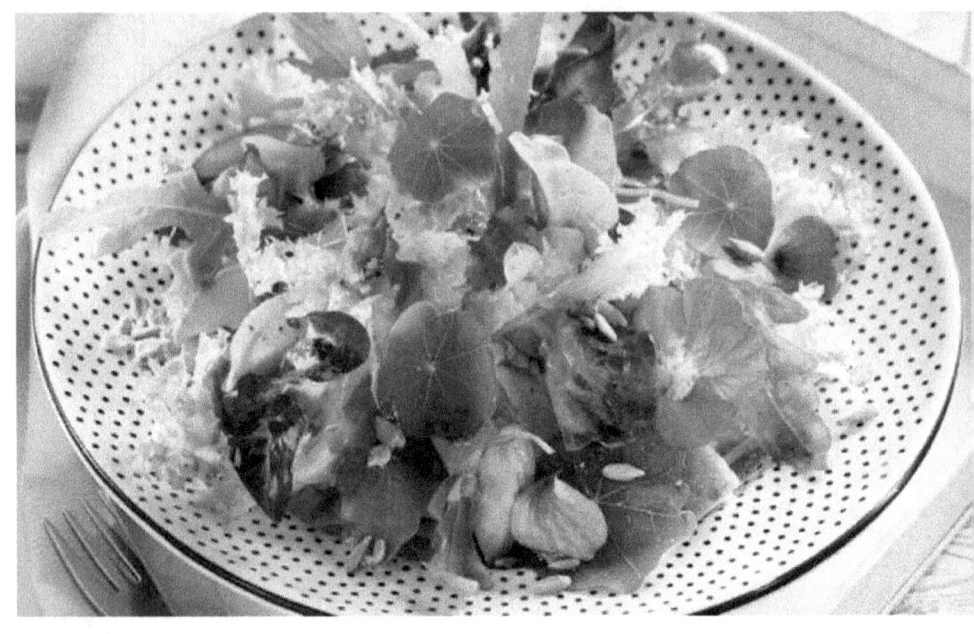

PËRBËRËSIT:
- 1 kokë marule të kuqe
- 1 filxhan rrush pa fara
- 8 gjethe nasturtium
- 16 Lule nasturtiumi

VINAIGRETA:
- 3 lugë vaj sallate
- 1 lugë gjelle uthull vere të bardhë
- 1½ lugë çaji mustardë Dijon
- 1 majë piper i zi

UDHËZIME:
a) Në secilën prej katër pjatave, vendosni 5 gjethe marule të kuqe, ¼ filxhan rrush, 2 gjethe nasturtium dhe 4 lule rosturtium.
b) Rrihni së bashku të gjithë përbërësit e vinegrette në një tas.
c) Spërkateni salcën në mënyrë të barabartë mbi secilën sallatë.
d) Shërbejeni menjëherë.

68. Sallatë pansi

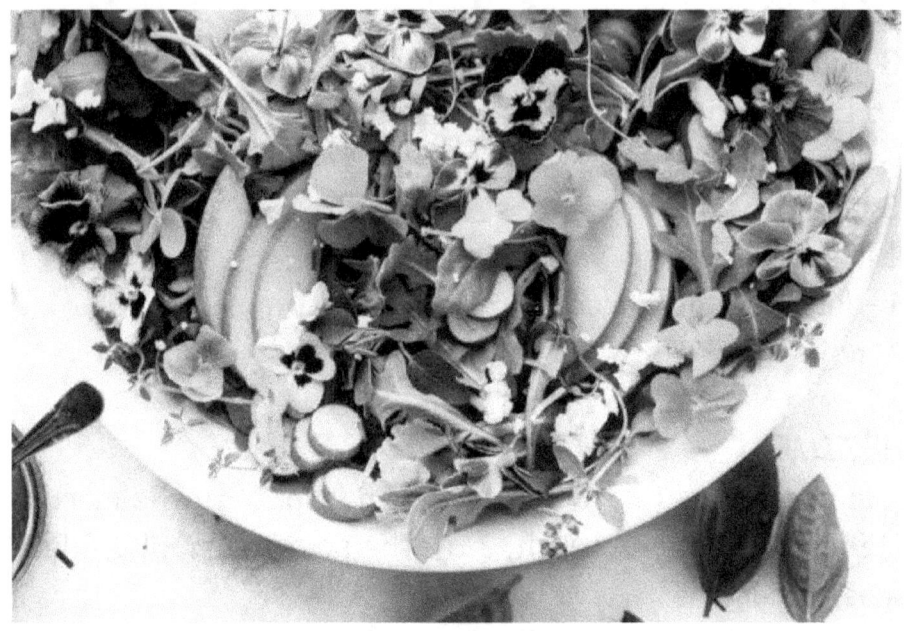

PËRBËRËSIT:
- 6 gota rukola bebe
- 1 mollë, e prerë në feta shumë të holla
- 1 karotë
- ¼ qepë e kuqe, e prerë shumë hollë
- një grusht barishtesh të ndryshme të freskëta si borziloku, rigoni, trumza, vetëm gjethet
- 2 ons djathë kremoz dhie, përdorni fëstëkë të grimcuar për vegan
- Pansies, rrjedhin hequr

VINEGRETTE
- ¼ filxhan portokall gjaku
- 3 lugë vaj ulliri
- 3 lugë uthull shampanjë
- majë kripë

UDHËZIME
a) Rrihni së bashku vinegrette, duke rregulluar çdo nga përbërësit sipas shijes tuaj.
b) Mblidhni zarzavatet në një tas të gjerë sallate.
c) Qëroni dhe rruani karotën në shirita të hollë duke përdorur një qërues perimesh.
d) Shtoni në zarzavate së bashku me fetat e mollës, qepën dhe barishtet.
e) Hidhni salcën dhe zbukurojeni sallatën me thërrime djathi dhie dhe pansies.
f) Shërbejeni menjëherë.

69. Sallatë jeshile me lule të ngrënshme

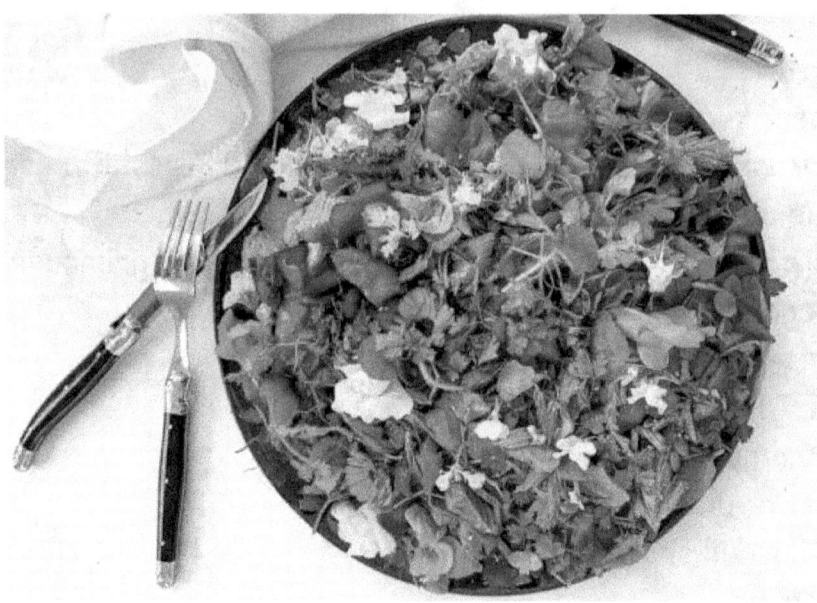

PËRBËRËSIT:
- 1 lugë çaji uthull vere të kuqe
- 1 lugë çaji mustardë Dijon
- 3 lugë vaj ulliri ekstra të virgjër
- Kripë e trashë dhe piper i sapo bluar
- 5 ½ ons zarzavate të buta sallatë për fëmijë
- 1 pako me viola të paspërkatura ose lule të tjera të ngrënshme

UDHËZIME
a) Kombinoni uthull dhe mustardë në një tas.
b) Gradualisht përzieni me vaj, më pas e rregulloni salcën me kripë dhe piper.
c) Hidhni veshjen me zarzavate dhe sipër me lule. Shërbejeni menjëherë.

70. Sallatë verore me tofu dhe lule të ngrënshme

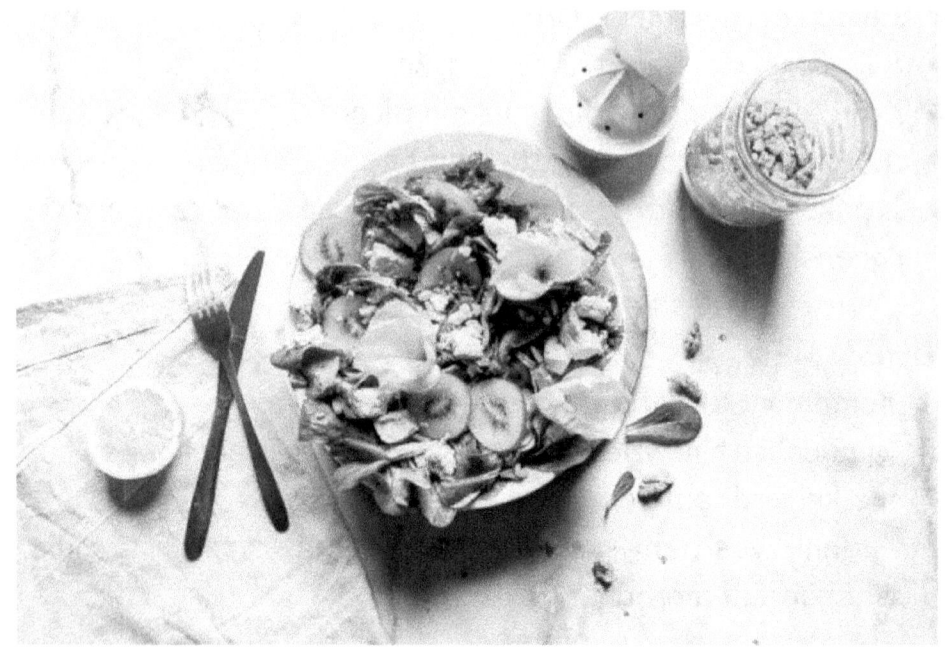

PËRBËRËSIT:
PËR Sallatën e Verës:
- 2 koka marule gjalpë
- 1 kile marule qengjit
- 2 kivi të artë përdorni të gjelbër nëse nuk ka ngjyrë të artë
- 1 grusht lule të ngrënshme sipas dëshirës - kam përdorur aguliçe nga kopshti im
- 1 grusht arra
- 2 lugë çaji fara luledielli sipas dëshirës
- 1 limon

PËR TOFU FETA:
- 1 bllok tofu kam përdorur ekstra-firm
- 2 lugë gjelle uthull molle
- 2 lugë gjelle lëng limoni të freskët
- 2 lugë hudhër pluhur
- 2 lugë qepë pluhur
- 1 lugë çaji kopër të freskët ose të thatë
- 1 majë kripë

UDHËZIME
a) Në një tas presim tofu-në shtesë të fortë në kubikë, shtoni të gjithë përbërësit e tjerë dhe grijeni me pirun.
b) Vendoseni në një enë të mbyllur dhe mbajeni në frigorifer për disa orë.
c) Për t'i shërbyer, vendosni gjethet më të mëdha në fund të tasit tuaj të madh: marule me gjalpë dhe marule qengji sipër.
d) Pritini kivit në feta dhe vendosini sipër gjetheve të marules.
e) Shpërndani disa arra dhe fara luledielli në tas.

f) Zgjidhni dhe me kujdes lulet tuaja të ngrënshme. Vendosini ato me delikatesë rreth sallatës tuaj.
g) Nxirreni tofu fetën nga frigoriferi, në këtë pikë duhet të jeni në gjendje ta preni në të/thërmoni. Vendosni disa copa të mëdha përreth.
h) Lëng gjysmë limoni nga gjithë, dhe gjysmën tjetër sillni në tryezë për të shtuar pak.

LAKE POKE ILBERT

71. Tas me fruta të Dragoit dhe Salmon Poke

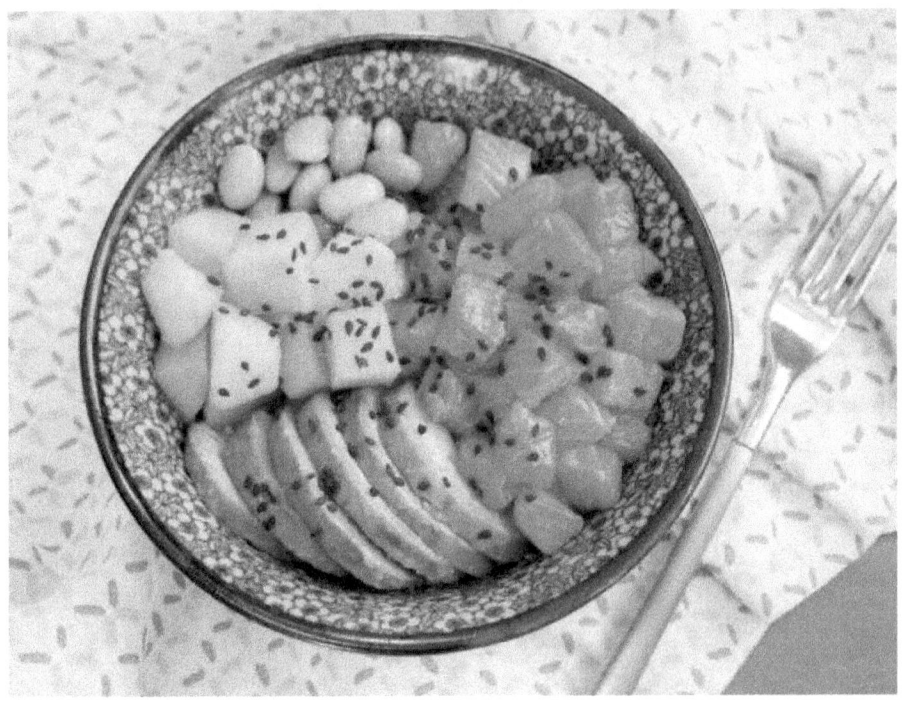

PËRBËRËSIT:

- 1 frut dragoi
- 1 kile salmon i shkallës sushi, i prerë në kubikë
- $\frac{1}{2}$ filxhan kastravec të prerë në feta
- $\frac{1}{2}$ filxhan avokado të prerë në feta
- $\frac{1}{4}$ filxhan qepë të prera në feta
- 2 lugë salcë soje
- 2 lugë gjelle uthull orizi
- 1 lugë gjelle vaj susami
- Kripë dhe piper për shije
- Oriz i gatuar, për servirje

UDHËZIME:

a) Pritini frutat e dragoit në gjysmë dhe hiqni mishin.
b) Në një tas të madh, kombinoni salmonin, kastravecin, avokadon dhe qepët.
c) Në një tas të veçantë, përzieni salcën e sojës, uthullën e orizit, vajin e susamit, kripën dhe piperin.
d) Paloseni salcën në përzierjen e salmonit derisa të kombinohet mirë.
e) Palosni mishin e frutave të dragoit.
f) Shërbejeni mbi oriz të gatuar.

72. Havai Ahi Poke

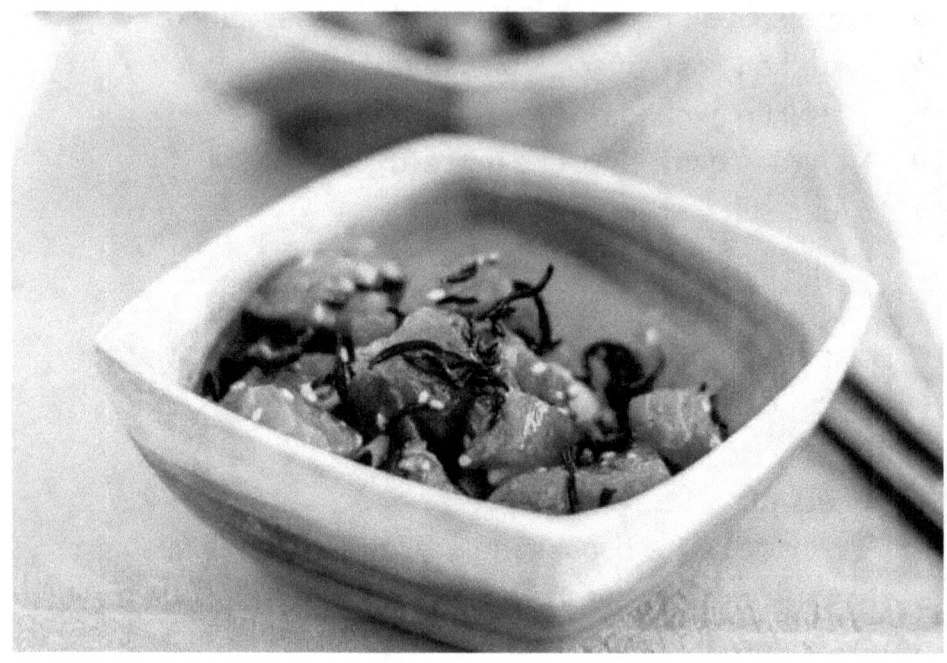

PËRBËRËSIT:
- 1 kile ahi, prerë në kube 1 inç
- 2 lugë qepë jeshile të prera në feta
- 2 lugë limu kohu të prera përafërsisht
- 1 lugë gjelle qepë të ëmbël Maui të prerë hollë
- 1 lugë çaji kanellë
- Kripë Havai për shije
- Opsionale: 1-3 speca djegës Havai, të prerë në kubikë të imët
- Arra Kukui të pjekura, 4 oz (113 g)
- Kripë e Detit të Bardhë Hawaii nga Ishujt Havai, qese 2 lb

UDHËZIME:
a) Vendoseni ahi në një tas me madhësi mesatare deri në të madhe.
b) Shtoni përbërësit dhe përzieni butësisht që të bashkohen.

73. Tuna Poke Bowls me Mango

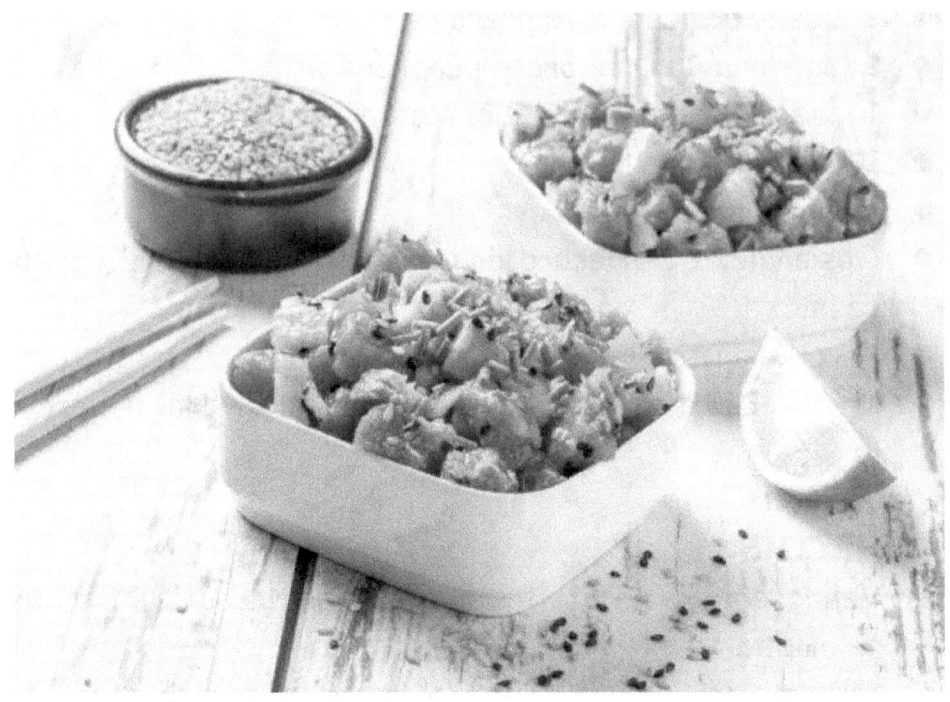

PËRBËRËSIT:
- 60 ml salcë soje (¼ filxhan + 2 lugë gjelle)
- 30 ml vaj vegjetal (2 lugë)
- 15 ml vaj susami (1 lugë gjelle)
- 30 ml mjaltë (2 lugë gjelle)
- 15 ml Sambal Oelek (1 lugë gjelle, shih shënimin)
- 2 lugë çaji xhenxhefil të freskët të grirë (shih shënimin)
- 3 qepë, të prera hollë (pjesë të bardha dhe jeshile)
- 454 gram ton ahi të klasës sushi (1 paund), i prerë në copa ¼ ose ½ inç
- 2 gota oriz sushi, të gatuar sipas udhëzimeve të paketimit (zëvendësojeni me ndonjë oriz ose kokërr tjetër)

MBUSHJET OPSIONALE:
- Avokado e prerë në feta
- Kastravec i prerë në feta
- Edamame
- Xhenxhefil turshi
- Mango e prerë në kubikë
- Patate të skuqura ose patate të skuqura wonton
- Farat e susamit

UDHËZIME:
a) Në një tas mesatar, përzieni salcën e sojës, vajin vegjetal, vajin e susamit, mjaltin, Sambal Oelek, xhenxhefilin dhe qepën.

b) Përzierjes shtoni tonin e prerë në kubikë dhe hidheni. Lëreni përzierjen të marinohet në frigorifer për të paktën 15 minuta, ose deri në 1 orë.

c) Për ta servirur, hidhni orizin sushi në tas, sipër fusni tunin e marinuar dhe shtoni mbushjet e dëshiruara.
d) Do të ketë salcë shtesë për spërkatje mbi mbushjet; e servirim anash.

74. Tas pikante me ton me poke

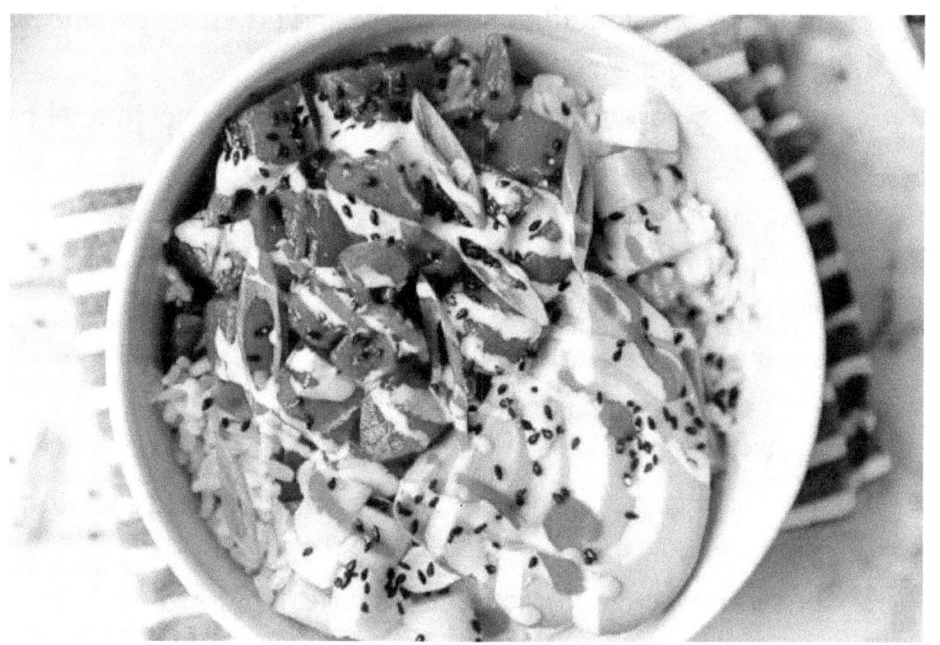

PËRBËRËSIT:
PËR TONIN:
- 1/2 paund ton i shkallës sushi, i prerë në kube 1/2 inç
- 1/4 filxhani qepë të prera në feta
- 2 lugë salcë soje të reduktuar me natrium ose tamari pa gluten
- 1 lugë çaji vaj susami
- 1/2 lugë çaji sriracha

PËR MAJONËN PIKANTE:
- 2 lugë majonezë e lehtë
- 2 lugë çaji salcë sriracha

PËR TASIN:
- 1 filxhan oriz kafe me kokrra të shkurtra ose oriz të bardhë sushi
- 1 filxhan kastraveca, të qëruara dhe të prera në kubikë 1/2 inç
- 1/2 avokado Hass mesatare (3 ons), e prerë në feta
- 2 qepë, të prera në feta për zbukurim
- 1 lugë çaji fara susami të zi
- Soje me natrium të reduktuar ose tamari pa gluten, për servirje (opsionale)
- Sriracha, për servirje (opsionale)

UDHËZIME:
a) Në një tas të vogël, bashkoni majonezën dhe sriracha, duke i rralluar me pak ujë që të derdhet.
b) Në një tas mesatar, kombinoni tonin me qepë, salcë soje, vaj susami dhe sriracha. Hidheni butësisht për t'u kombinuar dhe lërini mënjanë ndërsa përgatitni enët.
c) Në dy enë shtrojmë gjysmën e orizit, gjysmën e tonit, avokadon, kastravecin dhe qepën.

d) Spërkateni me majonezë pikante dhe spërkatni farat e susamit. Shërbejeni me salcë soje shtesë në anë, nëse dëshironi.
e) Shijoni shijet e guximshme dhe pikante të këtij tasi të këndshëm Spicy Tuna Poke Bowl!

75. Shoyu dhe Spicy Mayo Salmon Poke Bowl

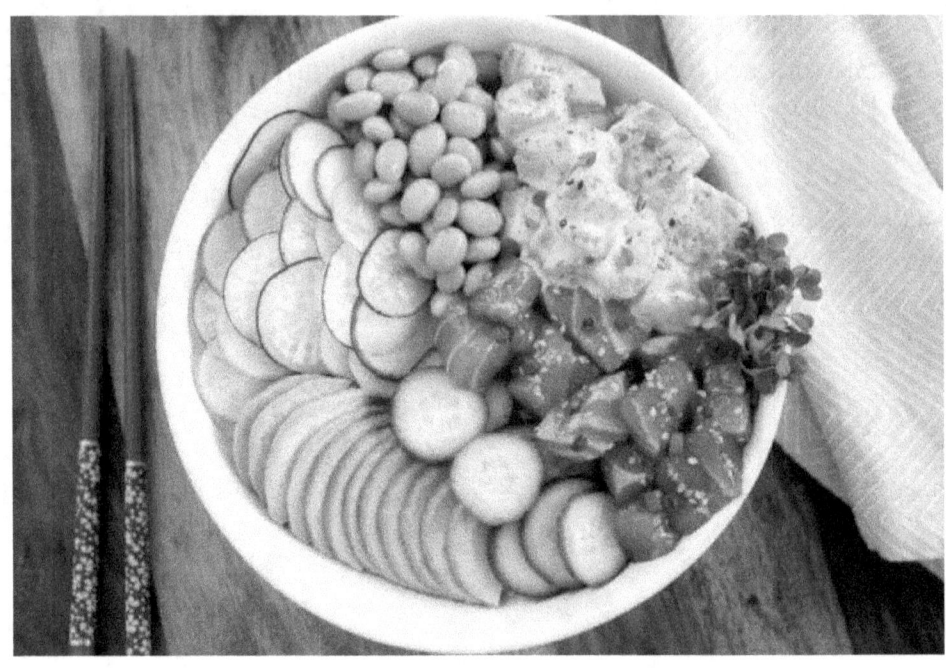

PËRBËRËSIT:
- 10 oz salmon ose ton Sashimi, i prerë në kubikë të madhësisë së kafshatës dhe i ndarë në gjysmë
- 2 porcione oriz, preferohet orizi japonez me kokërr të shkurtër
- Erëza Furikake

MARINADA SHOYU PËR 5 OZ PESHK:
- 1 lugë gjelle salcë soje japoneze
- $\frac{1}{2}$ lugë çaji vaj susami
- $\frac{1}{2}$ lugë çaji fara susami të pjekura
- 1 qepë jeshile, e grirë
- $\frac{1}{4}$ qepë e vogël e ëmbël, e prerë hollë (opsionale)

Majonetë pikante për 5 oz PESHK:
- 1 lugë majonezë Kewpie
- 1 lugë çaji salcë djegëse e ëmbël
- $\frac{1}{4}$ lugë çaji Sriracha
- $\frac{1}{4}$ lugë çaji vaj djegës La-Yu ose vaj susami
- Një majë kripë deti
- 1 qepë jeshile, e grirë
- 1 lugë çaji Tobiko, sipas dëshirës

IDE KRYESORE:
- E granatuar Edamame
- Avokado
- Sallatë me gaforre pikante
- Kastravecat japoneze, të prera hollë
- Sallatë me alga deti
- Rrepka, të prera hollë
- Masago
- Xhenxhefil turshi
- Wasabi
- Qepë të skuqura krokante

- Lakër rrepkë
- Shichimi Togarashi

UDHËZIME:
MARINADA SHOYU:
a) Në një tas, kombinoni salcën japoneze të sojës, vajin e susamit, farat e pjekura të susamit, qepët e gjelbra të copëtuara, qepën e ëmbël të prerë në feta (opsionale) dhe 5 oz salmon të prerë në kubikë.

b) Hidheni të bashkohen dhe vendoseni në frigorifer duke përgatitur përbërësit e tjerë.

majonezë pikante:
c) Në një tas, kombinoni majonezën Kewpie, salcën e ëmbël djegës, Sriracha, vajin La-Yu Chili, një majë kripë deti, qepë të gjelbra të copëtuara. Rregulloni nivelet e erëzave sipas shijes duke shtuar më shumë Sriracha nëse dëshironi. Shtoni 5 oz salmon të prerë në kubikë, hidheni për t'u kombinuar dhe vendoseni në frigorifer.

KUVENDI:
d) Vendoseni orizin në dy tasa për servirje, spërkatni me erëza Furikake.

e) Mbi tasat e orizit me salmon Shoyu, Salmon Spicy Mayo, Kastravec, Avokado, Rrepka, Edamame dhe çdo mbushje tjetër të preferuar.

76. Kaliforni imitim Gaforre Poke lojë me birila

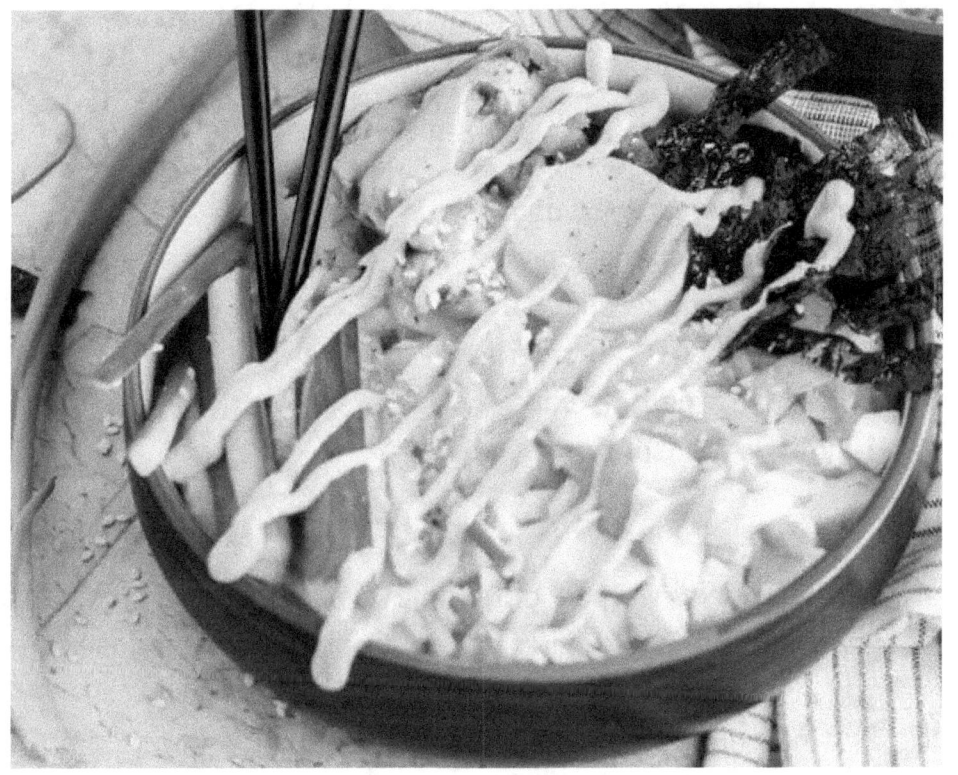

PËRBËRËSIT:

- 2 gota oriz basmati ose jasemini
- 1 paketë rostiçeri, shirita alga deti të pjekura
- 1 filxhan mish i imituar i gaforres
- $\frac{1}{2}$ mango
- $\frac{1}{2}$ avokado
- $\frac{1}{2}$ filxhan kastravec anglez
- $\frac{1}{4}$ filxhan jalapeno, i prerë në kubikë
- 4 lugë majonezë pikante
- 3 lugë gjelle uthull orizi
- 2 lugë glazurë balsamik
- 1 lugë fara susami

UDHËZIME:

a) Gatuani orizin sipas udhëzimeve të paketimit. Pasi të jetë gatuar, përzieni uthullën e orizit dhe vendoseni në tasin tuaj.

b) Pritini mangon dhe perimet shumë imët. Pritini jalapenos për një kërcitje pikante. I shtrojmë sipër orizit.

c) Shtoni në tas mishin e imituar të gaforres të prerë imët.

d) Hidhni majonezë pikante dhe lustër balsamike mbi tas për aromë të shtuar. Hidhni sipër farat e susamit dhe shiritat e algave të detit.

e) Kënaquni!

77. Kupa pikante me poke gaforre

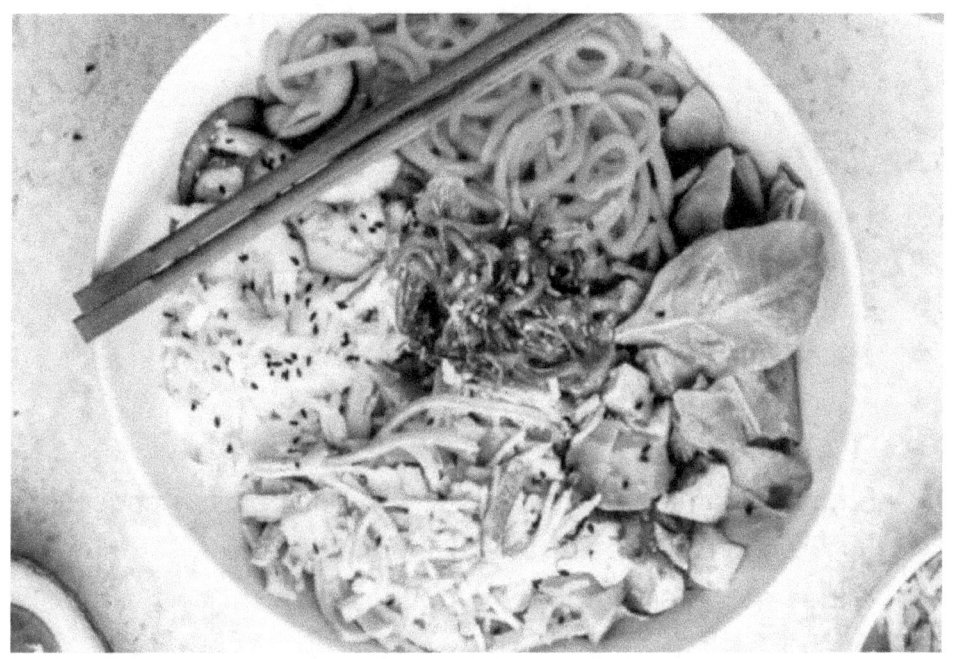

PËRBËRËSIT:
ORIZ SUSHI:
- 1 filxhan oriz sushi me kokrra të shkurtra
- 2 lugë gjelle uthull orizi
- 1 lugë çaji sheqer

SALCË POKE BOWL:
- 1 lugë gjelle sheqer kaf
- 3 lugë gjelle mirin
- 2 lugë gjelle uthull orizi
- 3 lugë salcë soje
- ¼ lugë çaji niseshte misri

SALLATË PIKANTE ME GAFORRE:
- 8 ons imitim i mishit të gaforres, i grirë ose i copëtuar
- ⅓ filxhan majonezë (në stil japonez nëse ka)
- 2 lugë gjelle sriracha, pak a shumë për shije

BOWLS POKE (PËRDORNI ÇDO QË JU PËLQEN):
- Sallatë me alga deti
- Qepë të prera në feta
- Kastravecat e prera në feta
- Karota Julienne
- Avokado në kubikë
- Gjethet e freskëta të spinaqit
- Daikon turshi ose turshi të tjera japoneze
- vaj susami
- Farat e susamit

UDHËZIME:
PËRGATITNI ORIZIN SUSHI:
a) Gatuani orizin e sushit sipas udhëzimeve të paketës. Pasi të jetë gatuar, spërkatni me uthull orizi dhe

sheqer. Përziejini lehtë për t'u kombinuar. Lëreni orizin të ftohet pak.

BËNI SALCË POKE BOWL:

b) Rrihni së bashku sheqerin kaf, mirin, uthullën e orizit, salcën e sojës dhe niseshtën e misrit në një tenxhere të ftohtë. Ngrohim salcën në zjarr mesatar, e lëmë të ziejë dhe e lëmë të ziejë për një minutë. Përziejini gjatë këtij procesi. Fikni zjarrin dhe lëreni salcën të ftohet duke përgatitur përbërësit e tjerë të tasit.

PËRGATITNI SALLATËN PIKANTE ME GAFORRE:

c) Në një tas, kombinoni mishin e gaforres, majonezën dhe sriracha. Rregulloni sriracha ose majonezë sipas dëshirës tuaj.

d) Lëreni në frigorifer derisa të jeni gati për përdorim.

MBLIDHNI KUPAT ME POKE:

e) Krijoni një bazë me oriz dhe/ose spinaq të freskët në tas të cekët. Sipër me gaforre pikante dhe mbushje shtesë sipas dëshirës tuaj.

f) Hidhni salcën e përgatitur me poke mbi tasat e montuara. Shtoni pak vaj susami dhe spërkatni farat e susamit për aromë të shtuar.

g) Shërbejeni menjëherë me përbërës të ftohtë mbi oriz të ngrohtë. Shijoni përzierjen e lezetshme të gaforres pikante, orizit sushi dhe salcës së ëmbël të sojës!

78. Kupa me karkaleca kremoze Sriracha me poke

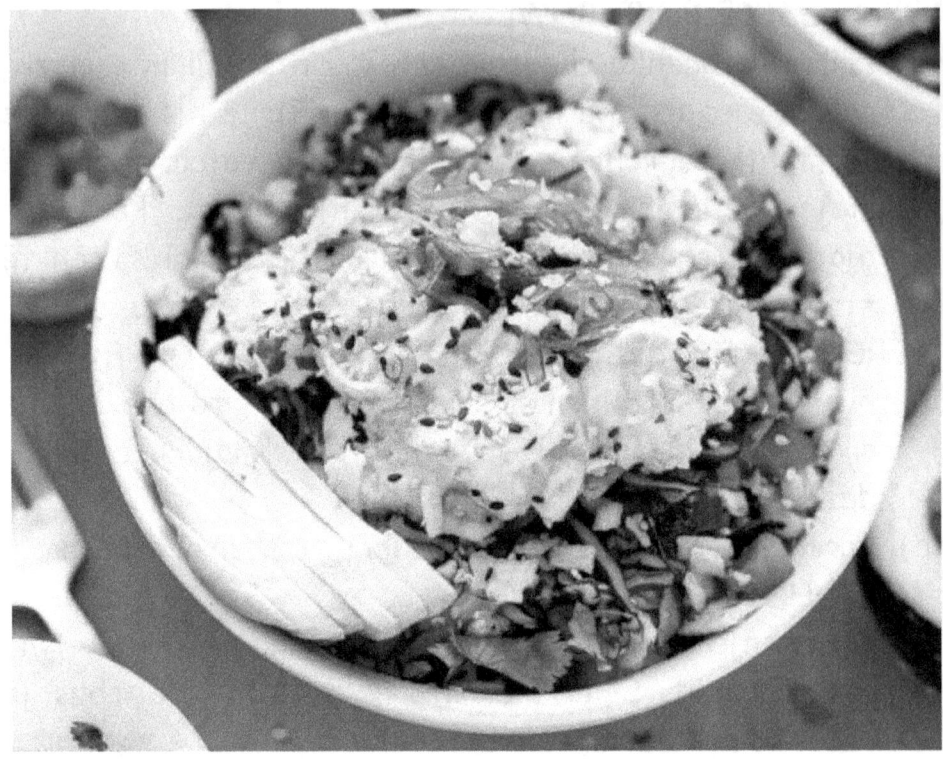

PËRBËRËSIT:
PËR BOWLS POKE:
- 1 paund karkaleca të gatuara
- 1 fletë nori, e prerë në rripa
- 1 avokado, e prerë në feta
- 1 pako sallatë me alga deti
- 1/2 piper i kuq i prerë në kubikë
- 1/2 filxhan lakër të kuqe, të prerë hollë
- 1/3 filxhan cilantro, e grirë hollë
- 2 lugë fara susami
- 2 lugë gjelle shirita wonton

PËR ORIZIN SUSHI:
- 1 filxhan oriz sushi të gatuar (rreth 1/2 filxhan të thatë – shihni paketën për sasinë e ujit, zakonisht 1 1/2 filxhan)
- 2 lugë gjelle sheqer
- 2 lugë gjelle uthull vere orizi

PËR SALCËN KREMOZE SRIRACHA:
- 1 lugë gjelle sriracha
- 1/2 filxhan salcë kosi

PËR MISRIN E LIMONIT:
- 1/2 filxhan misër
- 1/2 kërcell limoni, i prerë në feta hollë
- 1 thelpi hudhër, të grirë
- 1 lugë gjelle salcë soje

UDHËZIME:
PËRGATITNI ORIZIN SUSHI:
a) Gatuani orizin sushi në një tenxhere orizi ose sipas udhëzimeve të paketimit. Kur të mbaroni gatimin, shtoni

sheqerin dhe uthullën e orizit, duke i hedhur në shtresë.

Salcë kremoze Sriracha:

b) Përziejini së bashku sriracha dhe kosi. Hidhni karkaleca në këtë salcë. Përdorni karkaleca të gatuara paraprakisht ose shkrini karkaleca të papërpunuara të ngrira dhe ziejini në ujë për 2-3 minuta.

Misri me bar limoni:

c) Skuqni misrin, salcën e sojës, hudhrën dhe barin e limonit në nxehtësi mesatare-të lartë për 5-6 minuta derisa të gatuhen.

MBLIDHNI KUPAT ME POKE:

d) Shtoni orizin sushi në çdo tas, më pas shtrojini me karkaleca dhe të gjitha shtesat e tjera, duke përfshirë shiritat nori, feta avokado, sallatë me alga deti, piper të kuq të prerë në kubikë, lakër të kuqe të prerë hollë, cilantro, fara susami dhe shirita wonton.

e) Përziejini gjithçka së bashku në tas, duke siguruar që karkalecat kremoze të veshura me sriracha të shpërndahen në mënyrë të barabartë.

79. Fish dhe Wasabi Poke Bowl

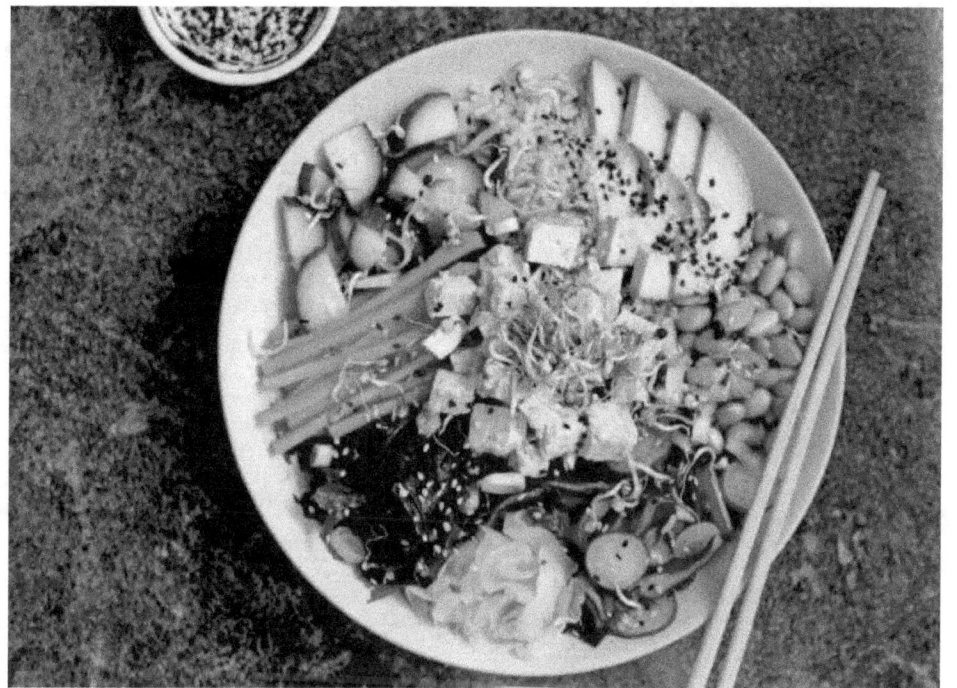

PËRBËRËSIT:
PËR PESHKIT:
- 1 fileto salmon ose ton (sigurohuni që të jetë sashimi/sushi - i sigurt për t'u konsumuar i papërpunuar!) ose përdorni salmon të tymosur, pulë të gatuar, karkaleca, etj.
- ⅓ filxhan aminoacidet e kokosit
- ¼ filxhan lëng portokalli të përputhshëm
- Wasabi në përputhje
- 1 pako (2 lugë gjelle) Tessemae's Avocado Ranch Dressing

PËR TASIN:
- Oriz me lulelakër (i gatuar ose i papërpunuar)
- Kastravec i prerë në kubikë
- Mango e prerë në kubikë
- Ananasi i prerë në kubikë
- Qepë e kuqe e prerë në kubikë
- Qepë e gjelbërt
- Karota të grira
- Snap Bizele
- Opsionet dhe shkathtësia janë të pafundme!

UDHËZIME:
PËRGATITNI PESHQIN:
a) Filetojeni peshkun nëse nuk është bërë tashmë.
b) Pritini peshkun në kube të vogla.

BËNI MARINAD:
c) Në një tas të vogël, përzieni së bashku aminoacidet e kokosit, lëngun e portokallit, wasabi-n dhe salcën e avokados Tessemae's Ranch.

d) Marinojini kubet e peshkut në këtë përzierje për 10-15 minuta.

Mblidhni tasin:

e) Përdorni sa më shumë ose më pak fruta dhe perime që dëshironi. Është tasi juaj me poke!

f) Kombinoni orizin e lulelakrës, kastravecin e prerë në kubikë, mangon e prerë në kubikë, ananasin e prerë në kubikë, qepën e kuqe të prerë në kubikë, qepën jeshile, karotat e grira dhe bizelet e grira në një tas.

g) Vendosni butësisht kubet e peshkut të marinuar mbi perimet e mbledhura dhe orizin e lulelakrës.

80. Keto Spicy Ahi Tuna Poke Bowl

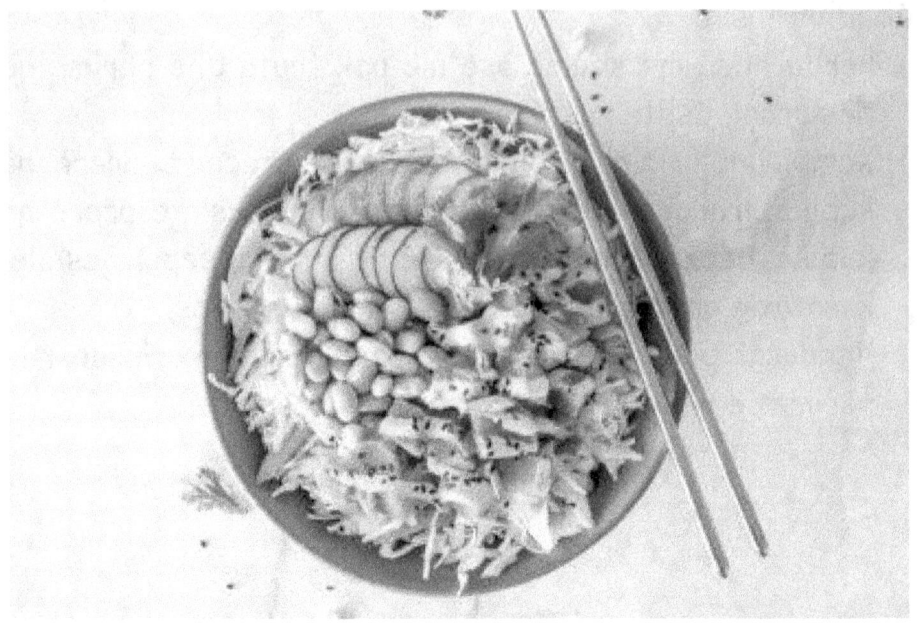

PËRBËRËSIT:
- Kit 1 kile Ahi Tuna Poke nga Vital Choice
- 1 grumbull majonezë e ëmbël dhe pikante aziatike (receta më poshtë)

MBUSHJET DHE GARNITURAT OPSIONALE:
- Oriz me lulelakër
- Oriz zero karbohidrate
- Edamame me predha organike
- Lakra e grirë
- Karota të grira
- Karota të fermentuara
- Kërpudha të marinuara
- Qepë të ëmbla
- Avokado
- Qepë të gjelbra të prera në feta
- Farat e susamit të zi
- Kastravec
- Rrepka
- Cilantro

UDHËZIME:
PËRGATITNI majone të ëmbël dhe pikante aziatike:

a) Në një tas të vogël, bëni një grumbull majonezë të ëmbël dhe pikante aziatike sipas recetës së dhënë. Le menjane.

MBLIDHNI POKE BOWL:

b) Rregulloni mbushjet dhe garniturat sipas dëshirës në një tas.

c) Vendosni tonin në kubikë të shkallës sushi (nga Ahi Tuna Poke Kit) mbi përbërësit e rregulluar në tas.

d) Hidhni salcën aziatike të ëmbël dhe pikante Mayo mbi pjesën e sipërme të tasit me poke.

81. Salmon dhe Kimchi me Mayo Poke

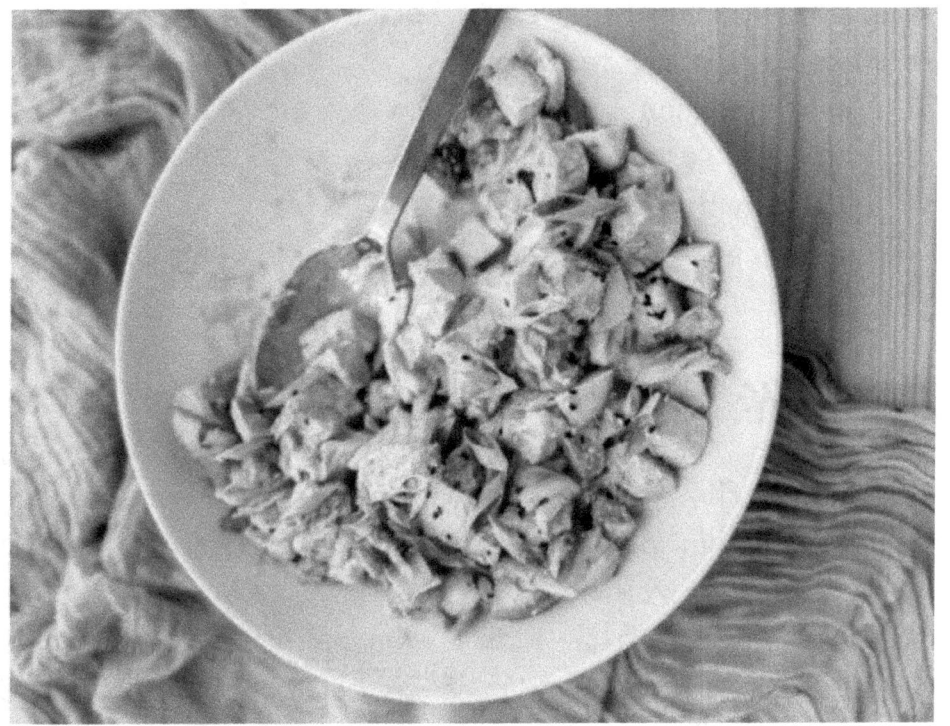

PËRBËRËSIT:
- 2 lugë. salce soje
- 1 lugë. xhenxhefil i freskët i grirë
- 1/2 lugë. hudhra të grira imët
- 1 paund. salmon, i prerë në copa 3/4 inç
- 1 lugë. vaj susami i thekur
- 1/2 c. kimchi të copëtuara
- 1/2 c. qepë të prera hollë (vetëm pjesët e gjelbra)
- Kripë për shije

UDHËZIME:
a) Në një tas të vogël, kombinoni salcën e sojës, xhenxhefilin dhe hudhrën. Përziejini dhe lërini xhenxhefilin dhe hudhrën të qëndrojnë për rreth 5 minuta që të zbuten.

b) Në një tas mesatar, hidhni salmonin me vajin e susamit derisa të lyhet në mënyrë të barabartë - kjo do të parandalojë që aciditeti në kimchi të "gatojë" peshkun. Shtoni përzierjen e kimçit, qepëve dhe salcës së sojës.

c) Paloseni butësisht derisa të përzihet plotësisht. Shijoni dhe shtoni kripë sipas nevojës; nëse kimchi juaj tashmë është i kalitur mirë, mund të mos keni nevojë për kripë.

d) Shërbejeni menjëherë, ose mbulojeni fort dhe vendoseni në frigorifer deri në një ditë. Nëse e lini pokën të marinohet, shijojeni përsëri menjëherë përpara se ta shërbeni; mund t'ju duhet ta rregulloni me pak kripë.

82. Kimchi Salmon Poke

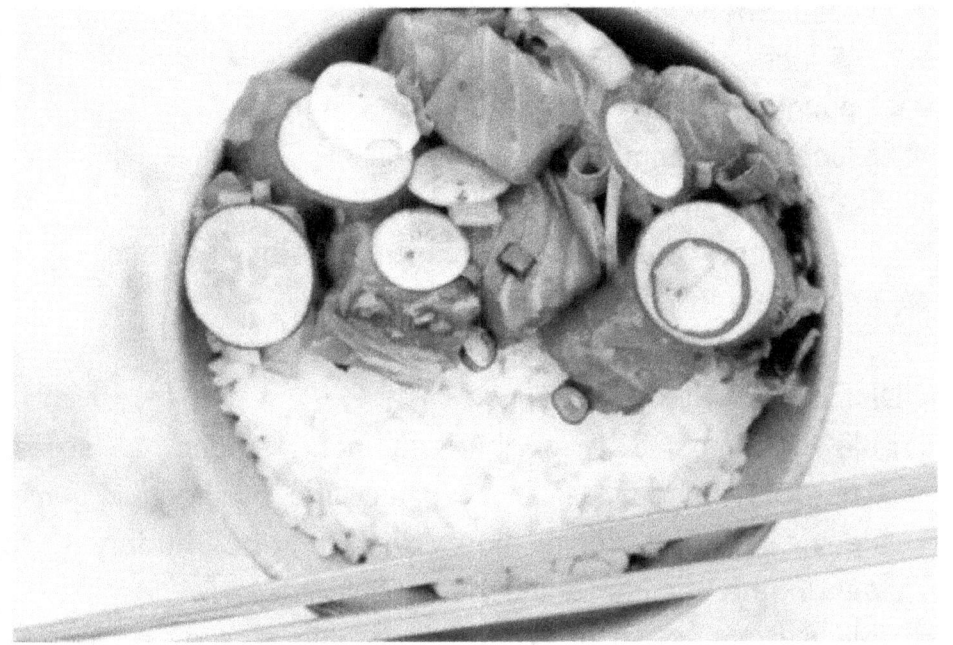

PËRBËRËSIT:
- 2 lugë. salce soje
- 1 lugë. xhenxhefil i freskët i grirë
- 1/2 lugë. hudhra të grira imët
- 1 paund. salmon, i prerë në copa 3/4 inç
- 1 lugë. vaj susami i thekur
- 1/2 c. kimchi të copëtuara
- 1/2 c. qepë të prera hollë (vetëm pjesët e gjelbra)
- Kripë për shije

UDHËZIME:
a) Në një tas të vogël, kombinoni salcën e sojës, xhenxhefilin e freskët të grirë dhe hudhrën e grirë. Përziejini dhe lërini xhenxhefilin dhe hudhrën të qëndrojnë për rreth 5 minuta që të zbuten.

b) Në një tas mesatar, hidhni salmonin me vaj susami të thekur derisa të lyhet në mënyrë të barabartë. Kjo parandalon që aciditeti në kimchi të "gatojë" peshkun.

c) Shtoni kimchi të copëtuar, qepët e prera hollë dhe përzierjen e salcës së sojës në tasin me salmon. Paloseni butësisht derisa të përzihet plotësisht.

d) Shijoni pokën dhe shtoni kripë sipas nevojës. Nëse kimchi tashmë është i kalitur mirë, mund të mos keni nevojë për kripë shtesë.

e) Shërbejeni menjëherë, ose mbulojeni fort dhe vendoseni në frigorifer deri në një ditë. Nëse marinoni, shijoni përsëri menjëherë përpara se ta shërbeni dhe rregulloni kripën nëse është e nevojshme.

83. Kupa me tuna të pjekura

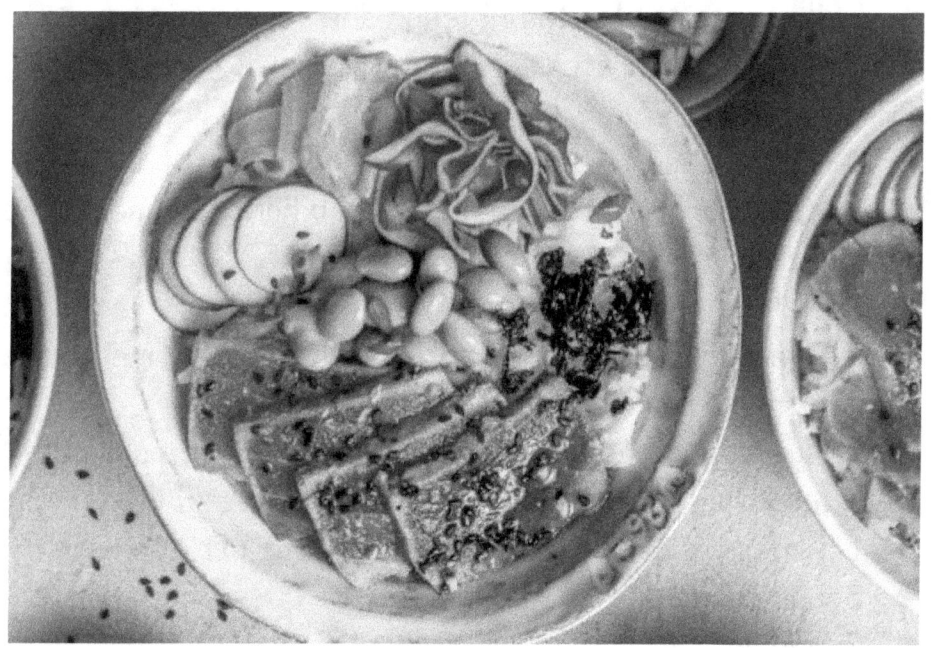

PËRBËRËSIT:
PËR POKE
- 1 kile Irresistibles ton i pjekur dhe Tataki
- Oriz i bardhë i gatuar për servirje me të

PËR MARINADËN
- ¼ filxhan qepë të ëmbël, të prerë hollë
- 1 qepë, e prerë në feta (rreth ¼ filxhan) plus më shumë për zbukurim
- 2 thelpinj hudhre, te grira
- 2 lugë çaji fara susami të zi, të thekur plus më shumë për zbukurim
- 2 lugë çaji arra shqeme (të pjekura dhe të pakripura), të copëtuara dhe të thekura
- 1 djegës i kuq i copëtuar plus më shumë për zbukurim
- 3 lugë salcë soje
- 2 lugë vaj susami
- 2 lugë uthull orizi
- 1 lugë lëng limoni
- 1 lugë gjelle sriracha plus më shumë për servirje
- ¼ lugë çaji kripë deti
- ½ lugë çaji thekon piper të kuq (opsionale)

OPCIONE SHTESË PËR GARRNISH
- Kastravec i prerë në feta
- Rrepka të prera në feta
- Lakra e prerë në feta
- Thekon alga deti
- Avokado e copëtuar
- Edamame

UDHËZIME:

a) Kombinoni të gjithë përbërësit e marinadës në një tas të madh dhe shtoni fetat e tonit të thara dhe hidhini butësisht të lyhen.
b) Mbulojeni dhe vendoseni në frigorifer për 10-30 minuta.
c) Hiqeni nga frigoriferi dhe shërbejeni mbi një shtrat me oriz të bardhë së bashku me çdo garniturë që dëshironi dhe pak salcë/sriracha të nxehtë anash.

LAKE SUSHI ylber

84. Kupa sushi portokalli

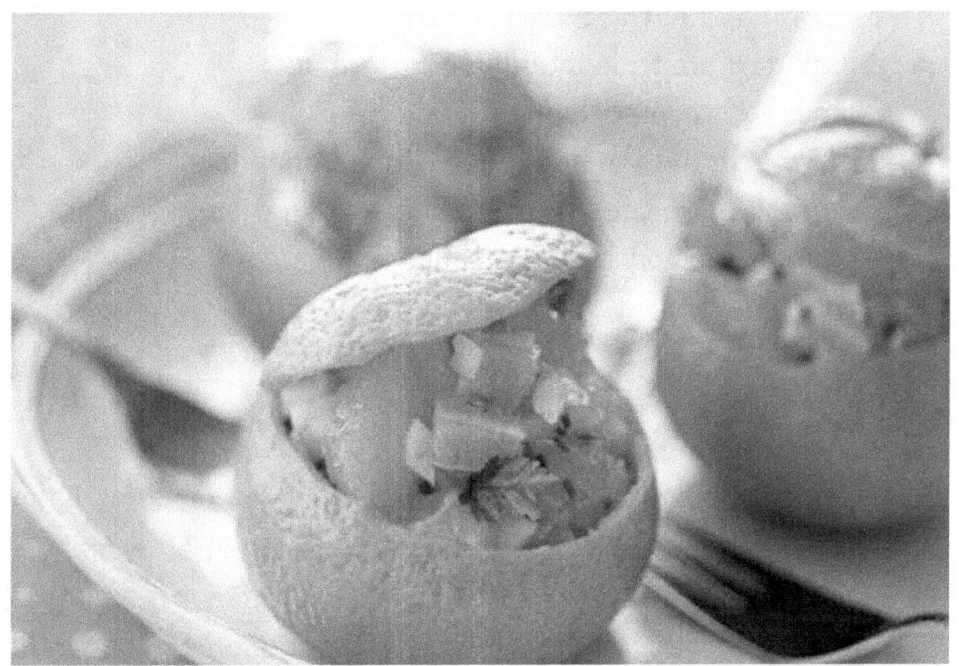

PËRBËRËSIT:
- 1 filxhan oriz tradicional Sushi i përgatitur
- 2 portokall kërthizë pa fara
- 2 lugë çaji pastë kumbulle të zgjedhur
- 2 lugë çaji fara susami të thekura
- 4 gjethe të mëdha shiso ose gjethe borziloku
- 4 lugë çaji qepë jeshile të grira, vetëm pjesët jeshile
- 4 shkopinj gaforre me imitim, stil këmbësh
- 1 fletë nori

UDHËZIME:
a) Përgatitni orizin Sushi.
b) Pritini portokallet në gjysmë në mënyrë tërthore. Hiqni një fetë të vogël nga fundi i secilës gjysmë në mënyrë që secila të ulet e sheshtë në dërrasën e prerjes. Përdorni një lugë për të hequr të brendshmet nga secila gjysmë. Rezervoni çdo lëng, tul dhe segment për një përdorim tjetër si salca Ponzu.
c) Zhytni majat e gishtave në ujë dhe vendosni rreth 2 lugë gjelle nga orizi Sushi i përgatitur brenda çdo tasi portokalli.
d) Lyeni orizin me ½ lugë çaji me pastë kumbulle turshi. Shtoni një shtresë tjetër 2 lugë gjelle oriz në secilën prej tasave. Spërkatni ½ lugë çaji me farat e susamit të thekur mbi oriz.
e) Vendosni një gjethe shiso në cepin e çdo tasi. Në çdo tas grumbulloni 1 lugë çaji me qepë të njoma përpara gjetheve të shisos. Merrni imitimin e shkopinjve të gaforreve dhe fërkojini mes pëllëmbëve për t'i copëtuar ose përdorni një thikë për t'i prerë në copa. Mblidhni një gaforre me vlerë një shkop mbi çdo tas.

f) Për ta servirur, priteni norin në copa shkrepse me thikë. Mbi çdo tas me disa nga copat nori. Shërbejeni me salcë soje.

85. Stir-Fry Tas Sushi

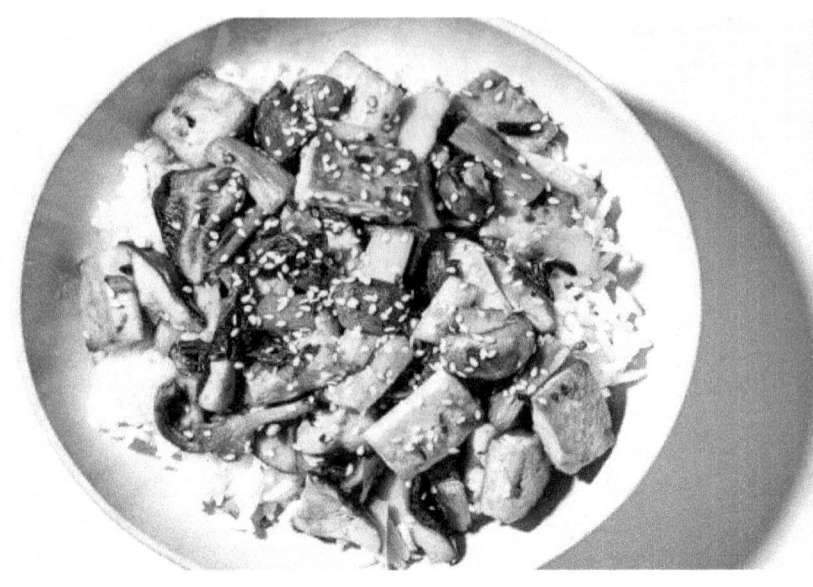

PËRBËRËSIT:
- 1½ filxhan oriz Sushi
- 4 gjethe të mëdha marule gjalpi
- ½ filxhan kikirikë të pjekur, të grirë trashë
- 4 lugë çaji qepë jeshile të grira, vetëm pjesët jeshile
- 4 kërpudha të mëdha shiitake, kërcelli i hequr dhe i prerë në feta hollë
- Përzierje pikante Tofu
- ½ karotë, të prerë ose të grirë në formë spirale

UDHËZIME:
a) Përgatitni përzierjen me oriz Sushi dhe tofu pikant.
b) Në një tepsi për servirje renditni gjethet e marules me gjalpë.
c) Përziejini së bashku orizin e përgatitur Sushi, kikirikët e pjekur, qepët e gjelbra të grira dhe fetat e kërpudhave shiitake në një tas mesatar.
d) Ndani orizin e përzier midis "tasave" të maruleve.
e) Paketoni butësisht orizin në tasin e maruleve.
f) Ndani përzierjen pikante tofu midis tasave me marule.
g) Mbi secilin me disa nga rrotullimet ose copat e karotës.
h) Shërbejini enët e skuqura me pak shurup soje të ëmbëlsuar.

86. Tas sushi me vezë, djathë dhe fasule jeshile

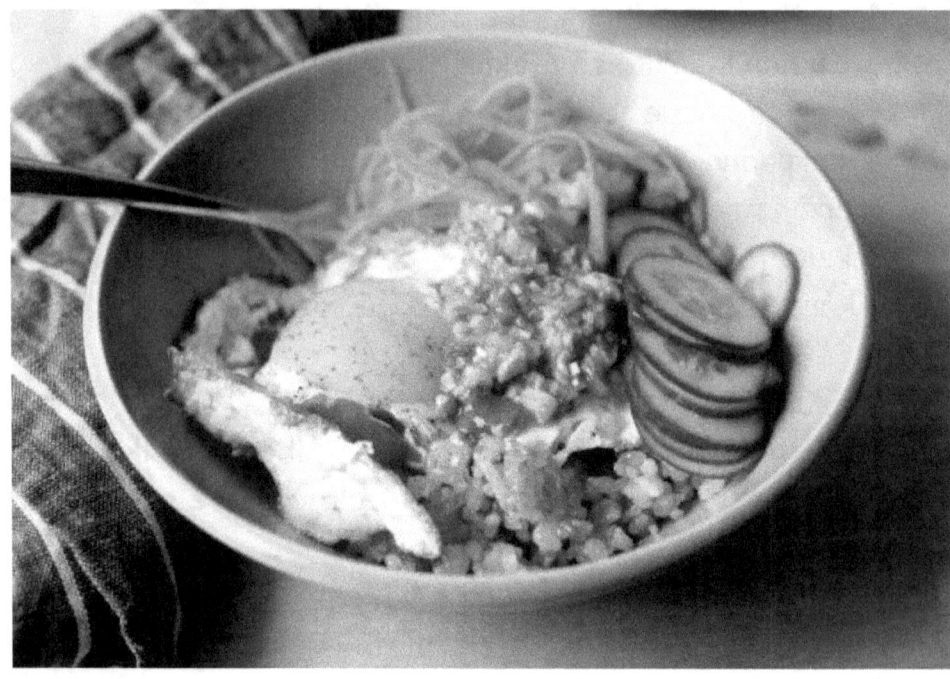

PËRBËRËSIT:
- 1½ filxhan oriz tradicional Sushi i përgatitur
- 10 bishtaja të zbardhura dhe të prera në rripa
- 1 fletë omëletë japoneze, e prerë në copa
- 4 lugë djathë dhie të grimcuar
- 2 lugë çaji qepë jeshile të grira, vetëm pjesët jeshile

UDHËZIME:
a) Përgatitni fletën e orizit sushi dhe omëletës japoneze.
b) Lagni majat e gishtave përpara se të shtoni ¾ filxhan oriz Sushi në çdo tas.
c) Rrafshoni butësisht sipërfaqen e orizit në çdo tas.
d) Ndani bishtajat, copat e vezëve të omëletës dhe djathin e dhisë midis 2 tasave në një model tërheqës.
e) Për ta shërbyer, spërkatni 1 lugë çaji qepë të njoma në çdo tas.

87. Tas Sushi Pjeshke

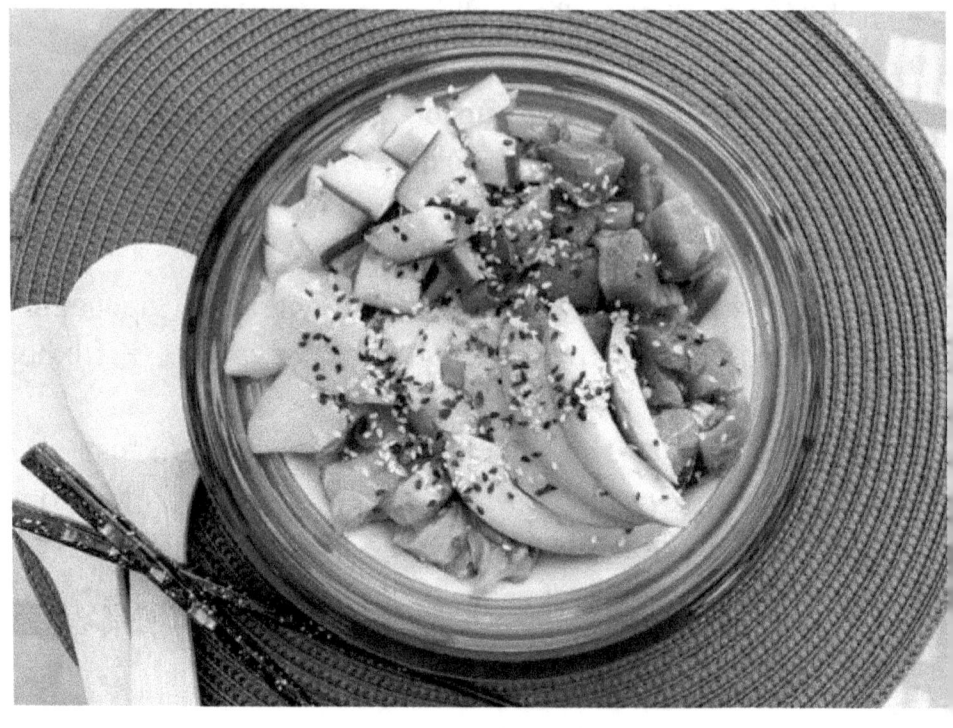

PËRBËRËSIT:
- 2 gota oriz tradicional Sushi të përgatitur
- 1 pjeshkë e madhe, e prerë me fara dhe e prerë në 12 copa
- ½ filxhan salcë orizi sushi
- ½ lugë çaji salcë djegës me hudhër
- Spërkatje me vaj susami të errët
- 1 tufë lakërishtë, kërcelli të trashë të hequr

MËSHTIMET OPSIONALE
- Avokado
- Salmon
- Tuna

UDHËZIME:
a) Përgatitni salcën e orizit sushi dhe salcë shtesë të orizit sushi.
b) Vendosni copat e pjeshkës në një tas mesatar. Shtoni salcën e orizit Sushi, salcën djegës të hudhrës dhe vajin e errët të susamit.
c) Hidhini pjeshkët mirë në marinadë, përpara se t'i mbuloni.
d) Lërini pjeshkët të vendosen në temperaturën e dhomës në marinadë për të paktën 30 minuta dhe deri në 1 orë.
e) Lagni majat e gishtave përpara se të vendosni ½ filxhan me oriz Sushi të përgatitur në çdo tas.
f) Rrafshoni butësisht sipërfaqen e orizit.
g) Ndani mbushjet në mënyrë të barabartë në një model tërheqës mbi pjesën e sipërme të çdo tasi, duke lejuar 3 feta pjeshke për racion.
h) Shërbejeni me një pirun dhe salcë soje për zhytje.

88. Tas Sushi Ratatouille

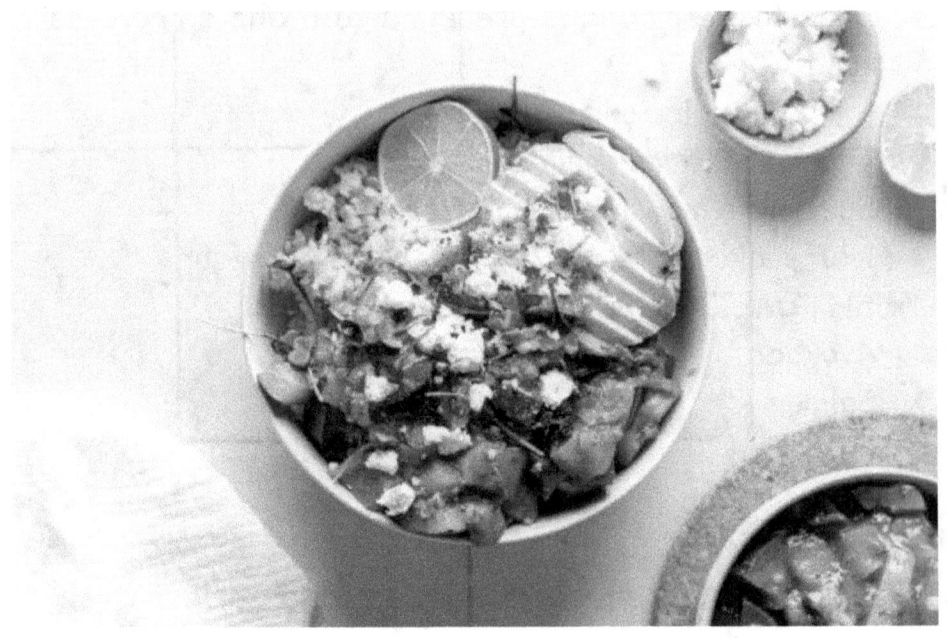

PËRBËRËSIT:
- 2 gota Oriz Tradicional Sushi të përgatitur
- 4 domate të mëdha, të zbardhura dhe të qëruara
- 1 lugë gjelle qepë jeshile të grirë, vetëm pjesët jeshile
- ½ patëllxhan i vogël japonez, i pjekur dhe i prerë në kubikë të vegjël
- 4 lugë qepë të skuqura
- 2 lugë gjelle sustë me petë susami

UDHËZIME:
a) Përgatitni salcën me petët e sushit me oriz dhe susam.
b) Vendosni orizin Sushi, qepët e njoma, patëllxhanin, qepët e skuqura dhe salcën me petët e susamit në një tas mesatar dhe përzieni mirë.
c) Pritini majat e secilës domate dhe hiqni mesin.
d) Hidhni ½ filxhan me përzierjen e përzier të orizit Sushi në çdo tas domate.
e) Përdorni pjesën e pasme të lugës për të rrafshuar butësisht orizin.
f) Servirini enët e domates me një pirun.

89. Tas sushi me tofu të skuqur crunchy

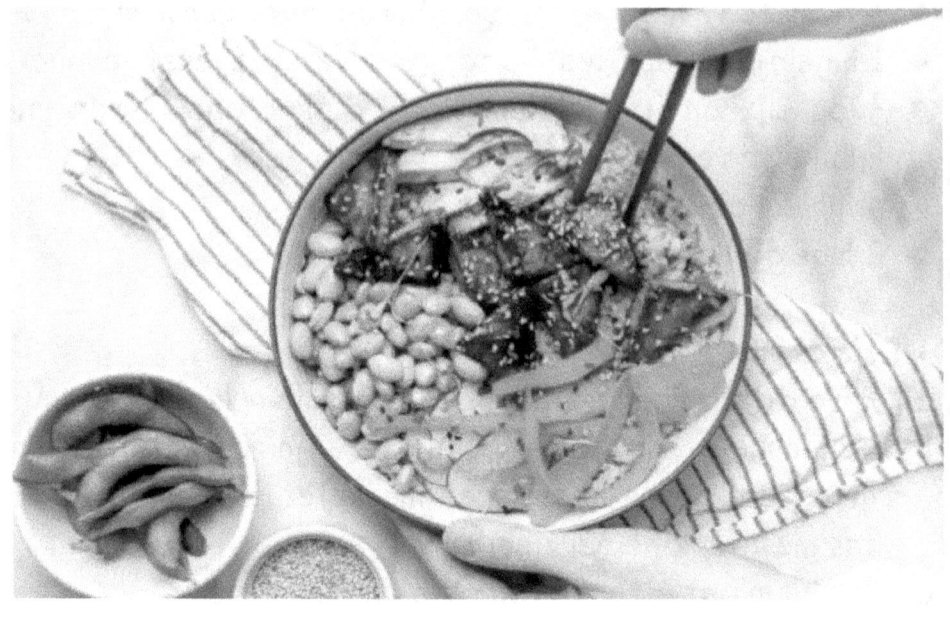

PËRBËRËSIT:
- 4 filxhanë oriz tradicional Sushi të përgatitur
- 6 ons tofu të fortë, të prerë në feta të trasha
- 2 lugë niseshte patate ose niseshte misri
- 1 e bardhë veze e madhe, e përzier me 1 lugë çaji ujë
- ½ filxhan thërrime buke
- 1 lugë çaji vaj susami të errët
- 1 lugë çaji vaj gatimi
- ½ lugë çaji kripë
- Një karotë e prerë në 4 shkrepse
- ½ avokado, e prerë në feta të holla
- 4 lugë kokrra misri, të ziera
- 4 lugë çaji qepë jeshile të grira, vetëm pjesët jeshile
- 1 nori, të prera në shirita të hollë

UDHËZIME:
a) Përgatitni orizin Sushi.
b) Vendosni fetat midis shtresave të peshqirëve të letrës ose peshqirëve të pastër të enëve dhe vendosni një tas të rëndë sipër tyre.
c) Lërini fetat tofu të kullojnë për të paktën 10 minuta.
d) Ngrohni furrën tuaj në 375°F.
e) Thërrmoni fetat tofu të kulluara në niseshtenë e patates.
f) I vendosim fetat në masën e të bardhës së vezëve dhe i kthejmë të lyhen.
g) Përzieni pankon, vajin e susamit të errët, kripën dhe vajin e gatimit së bashku në një tas mesatar.
h) Shtypni pak nga përzierja e pankos në secilën prej fetave tofu.
i) Vendosini fetat në një tepsi të mbuluar me letër furre.

j) Piqni për 10 minuta, më pas kthejini fetat.
k) Piqni edhe për 10 minuta të tjera, ose derisa shtresa e pankos të jetë krokante dhe të marrë ngjyrë kafe të artë.
l) Hiqni fetat nga furra dhe lërini të ftohen pak.
m) Mblidhni 4 tasa të vegjël për servirje. Lagni majat e gishtave përpara se të shtoni $\frac{3}{4}$ filxhan oriz Sushi në çdo tas.
n) Rrafshoni butësisht sipërfaqen e orizit në çdo tas. Ndani fetat panko tofu midis 4 tasave.
o) Shtoni $\frac{1}{4}$ e shkrepseve të karotave në çdo tas.
p) Vendosni $\frac{1}{4}$ e fetave të avokados në çdo tas. Mblidhni 1 lugë gjelle kokrra misri sipër çdo tasi.
q) Për ta shërbyer, spërkatni $\frac{1}{4}$ e shiritave nori mbi çdo tas. Shërbejeni me shurup soje të ëmbëlsuar ose salcë soje.

90. Tas me sushi me avokado

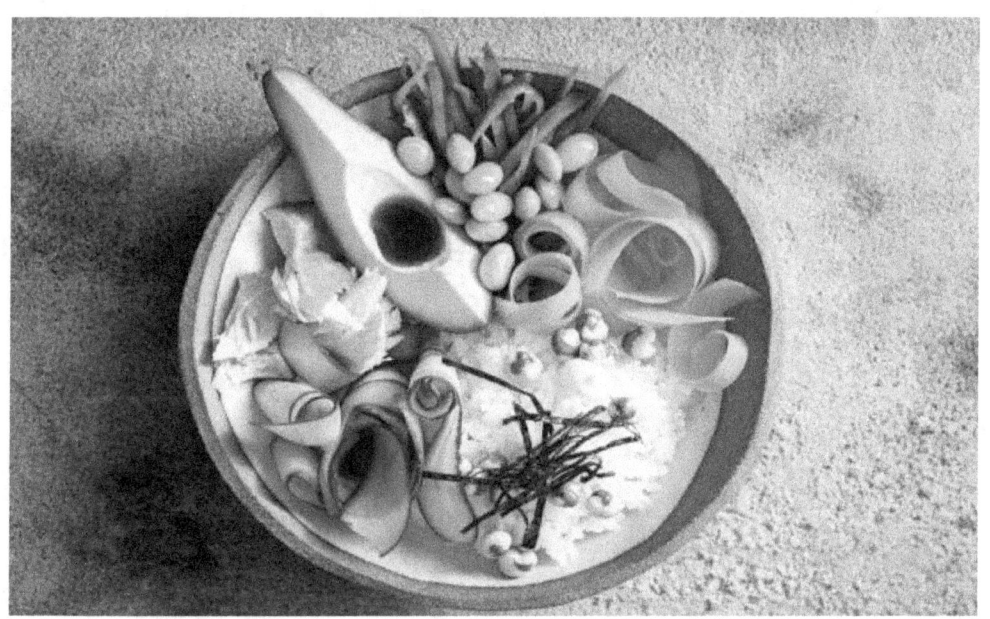

PËRBËRËSIT:
- 1½ filxhan oriz tradicional Sushi i përgatitur
- ¼ xhikamë e vogël, e qëruar dhe e prerë në shkrepse
- ½ spec djegës jalapeño, farat e hequra dhe të prera trashë
- Lëng ½ gëlqere
- 4 lugë sushi Rice Dressing
- ¼ avokado, të qëruar, me fara dhe të prera në feta të holla
- 2 degë koriandër të freskët, për zbukurim

UDHËZIME:
a) Përgatitni salcën e orizit sushi dhe sushi.
b) Përzieni shkopinjtë e shkrepseve jicama, jalapeñon e copëtuar, lëngun e limonit dhe salcën e orizit sushi në një tas të vogël jo metalik. Lërini shijet të përzihen për të paktën 10 minuta.
c) Kullojeni lëngun nga përzierja e xhikamës.
d) Lagni majat e gishtave përpara se të shtoni ¾ filxhan oriz Sushi në çdo tas.
e) Rrafshoni butësisht sipërfaqen e orizit.
f) Mbi çdo tas grumbulloni ½ e jicamës së marinuar.
g) Ndani fetat e avokados midis 2 tasave, duke i vendosur secilin në një model tërheqës mbi oriz.
h) Për ta shërbyer, sipër çdo tas me një degëz të freskët koriandër dhe salcë Ponzu.

KASAT E BUDËS ylber

91. Tofu Scramble Bowls me Lakra Brukseli

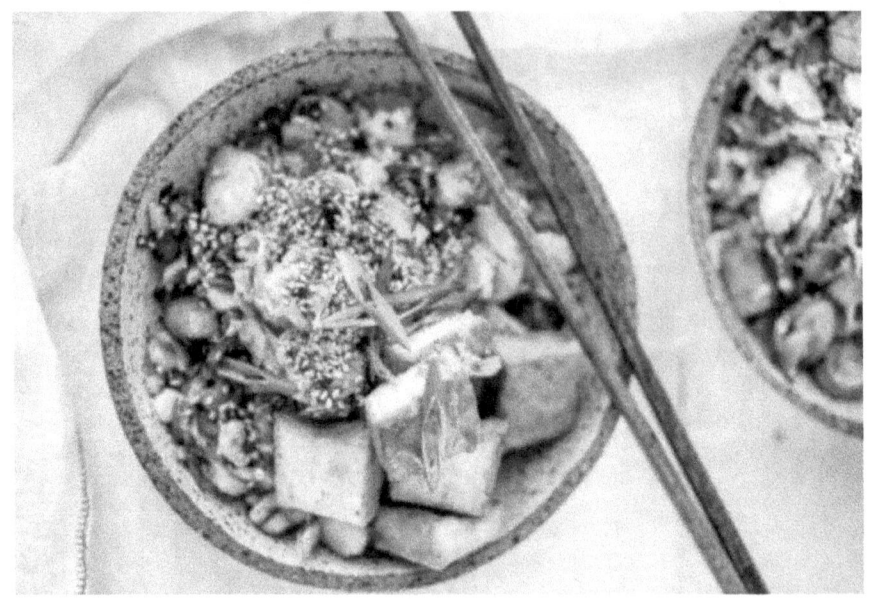

PËRBËRËSIT:

- 2 gota (140 g) lakër toskane të grirë imët
- ½ paund (224 g) lakra brukseli, të prera dhe të grira
- 2½ lugë gjelle (37 ml) avokado ose vaj ulliri ekstra të virgjër, të ndarë
- Lëng nga ½ limoni
- Kripë Kosher dhe piper i zi i sapo bluar
- 1 patate e ëmbël e madhe, e prerë në copa
- ½ lugë çaji paprika
- 14 ons (392 g) tofu tepër i fortë, i shtypur dhe i kulluar
- 3 qepë, pjesë të bardha dhe jeshile, të prera hollë
- 2 lugë (6 g) maja ushqyese
- 1 lugë çaji (2 g) shafran i Indisë i bluar
- ½ lugë çaji pluhur hudhër
- 2 avokado, të qëruara, të prera dhe të prera hollë
- 1 recetë salcë tahini jeshil
- Fara luledielli

UDHËZIME

a) Ngrohni furrën në 425°F (220°C, ose shenjën e gazit 7).

b) Shtoni lakër jeshile dhe lakrat e Brukselit në një tas të madh. Fërkojeni me ½ lugë gjelle (7 ml) vaj dhe hidheni me lëng limoni dhe pak kripë; le menjane.

c) Shtoni copat e patateve në një fletë pjekjeje të mbyllur dhe hidhini me 1 lugë gjelle (15 ml) vaj, paprika, kripë dhe piper. Piqini derisa të zbuten dhe të skuqen lehtë, rreth 20 minuta, duke e përzier një herë në gjysmë të rrugës. Ndërkohë përgatisni tofu-n.

d) Shtoni tofu në një tas të mesëm dhe thyeni në gjizë të vegjël me një pirun ose me gishta. Ngrohni 1 lugë gjelle të mbetur (15 ml) vaj në një tigan të madh mbi nxehtësinë mesatare-të lartë. Shtoni qepët dhe skuqini derisa të jenë të buta dhe aromatike, rreth 2 minuta. Shtoni tofun dhe skuqeni për 2 minuta. Shtoni majanë ushqyese, shafranin e Indisë, hudhrën pluhur, kripën dhe piperin dhe përzieni derisa të kombinohen mirë. Vazhdoni gatimin derisa tofu të nxehet dhe të skuqet lehtë, 4 deri në 5 minuta më shumë.

e) Për ta shërbyer, ndajeni lakra jeshile dhe lakrat e Brukselit midis tasave. Hidhni sipër patate të ëmbël të pjekur, tofu të fërguar dhe avokado, më pas spërkateni me salcë tahini jeshil dhe spërkateni me farat e lulediellit.

92. Kupa Niçoise me thjerrëza dhe salmon të tymosur

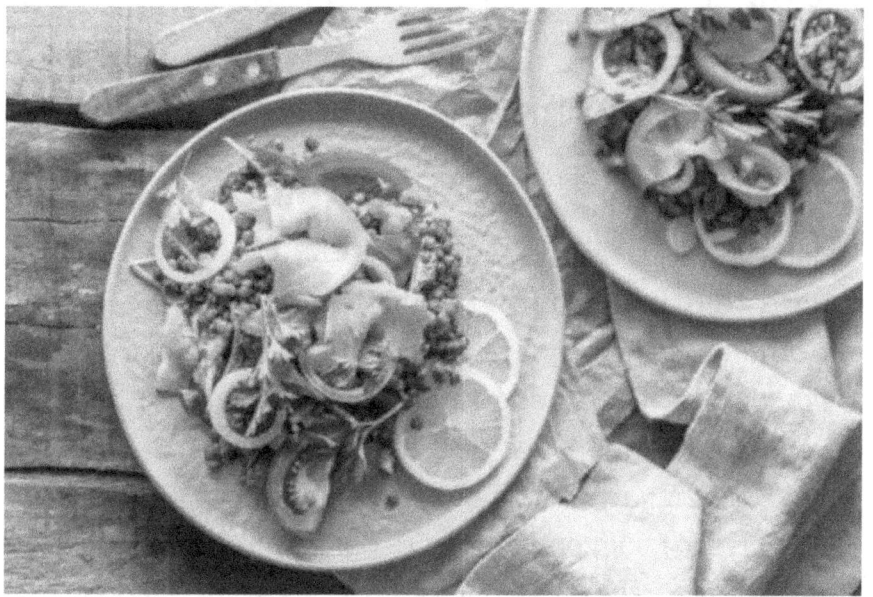

PËRBËRËSIT:

- ¾ filxhan (144 g) thjerrëza franceze
- Kripë Kosher dhe piper i zi i sapo bluar
- 8 patate me gishta, të përgjysmuara për së gjati
- 2 lugë (30 ml) avokado ose vaj ulliri ekstra të virgjër, të ndara
- 1 qepe, e prerë në kubikë
- 6 ons (168 g) bishtaja, të prera
- 2 gota të paketuara (40 g) rukolë
- 1 filxhan (150 g) domate rrushi, të përgjysmuara
- 8 rrepka, të prera në katër pjesë
- 1 llambë kopër, e prerë dhe e prerë hollë
- 4 vezë të ziera fort, të përgjysmuara
- 4 ons (115 g) salmon i tymosur i prerë hollë
- 1 recetë me verë të bardhë-Vinegrette me limon

UDHËZIME

a) Ngrohni furrën në 425°F (220°C, ose shenjën e gazit 7).

b) Shtoni thjerrëzat dhe një majë bujare kripë në një tigan mesatar dhe mbulojeni me ujë të paktën 2 inç (5 cm). Lëreni të ziejë, më pas ulni zjarrin në minimum dhe ziejini derisa të zbuten, rreth 25 minuta. Kullojeni ujin e tepërt.

c) Hidhni patatet me 1 lugë gjelle (15 ml) vaj, kripë dhe piper. Rregulloni në një shtresë të vetme në një tepsi të mbyllur. Piqini derisa të zbuten dhe të skuqen lehtë, rreth 20 minuta. Le menjane.

d) Ndërkohë, ngrohni 1 lugë gjelle të mbetur (15 ml) vaj në një tigan mbi nxehtësinë mesatare. Skuqeni qepën derisa të zbutet, rreth 3 minuta. Shtoni bishtajat dhe i rregulloni me kripë dhe piper. Gatuani, duke e përzier herë pas here, derisa të zbutet, rreth 5 minuta.

e) Për ta servirur, ndajini thjerrëzat dhe rukolën në tasa. Sipër shtoni patate krokante, bishtaja, domate, rrepkë, kopër, vezë dhe salmon të tymosur. Spërkateni me verë të bardhë – vinaigrette limoni.

93. Kupa me salmon të tymosur dhe Soba Noodle

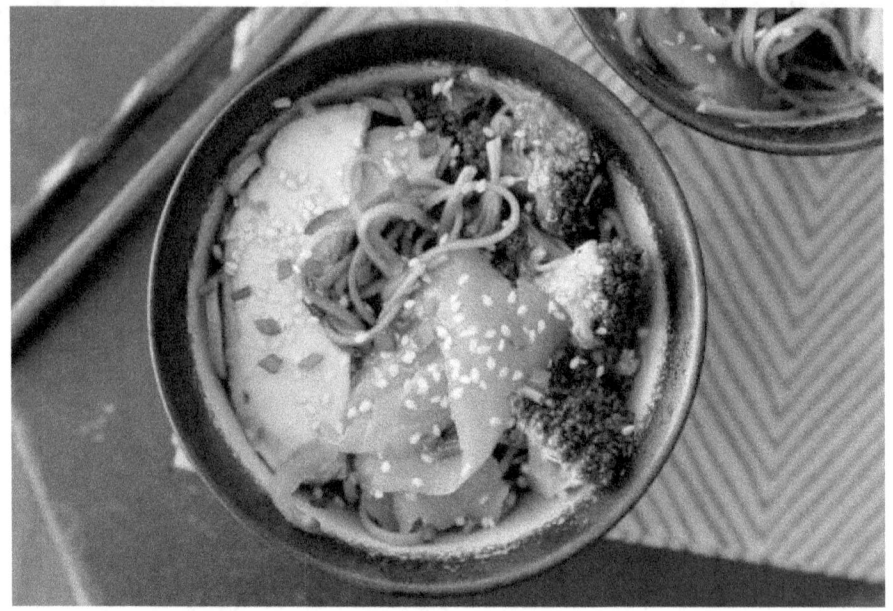

PËRBËRËSIT:

- 4 lugë gjelle (60 ml) tamari
- 1 lugë gjelle (15 ml) uthull orizi
- 1 lugë gjelle (6 g) xhenxhefil të sapo grirë
- 1 lugë çaji (5 ml) vaj susami i thekur
- ½ lugë çaji mjaltë
- 6 ons (168 g) soba të thatë hikërror
- petë
- 1 filxhan (120 g) edamame të prera
- 4 ons (115 g) salmon i tymosur i prerë hollë
- 1 kastravec pa fara mesatare, i qëruar dhe i prerë
- 1 avokado, e qëruar, e prerë dhe e prerë në feta hollë
- Nori i copëtuar
- Thekon spec të kuq

UDHËZIME

a) Rrihni tamarin, uthullën e orizit, xhenxhefilin, vajin e susamit dhe mjaltin së bashku në një tas të vogël; le menjane.

b) Sillni një tenxhere të madhe me ujë të kripur të vlojë. Gatuani petët e sobës sipas udhëzimeve të paketimit. Kulloni petët dhe shpëlajeni mirë me ujë të ftohtë. Përzieni salcën së bashku edhe një herë dhe hidhni petët me 1 lugë gjelle (15 ml) salcë.

c) Për t'i shërbyer, ndani petët e sobës midis tasave. Sipër shtoni edamame, salmon të tymosur, kastravec dhe avokado. I spërkasim me salcë dhe i spërkasim me nori dhe speca të kuq.

94. Kupa marokene me salmon dhe meli

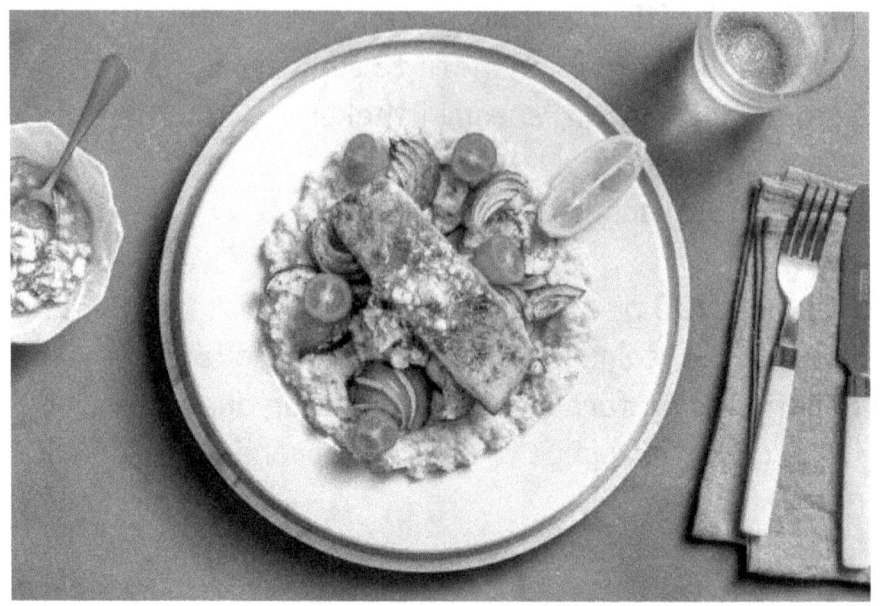

PËRBËRËSIT:

- ¾ filxhan (130 g) meli
- 2 gota (470 ml) ujë
- Kripë Kosher dhe piper i zi i sapo bluar
- 3 lugë (45 ml) avokado ose vaj ulliri ekstra të virgjër, të ndara
- ½ filxhan (75 g) rrush pa fara të thata
- ¼ filxhan (12 g) nenexhik të freskët të grirë imët
- ¼ filxhan (12 g) majdanoz i freskët i grirë imët
- 3 karota mesatare
- 1½ lugë gjelle (9 g) harisa
- 1 lugë çaji (6 g) mjaltë
- 1 thelpi hudhër, të grirë
- ½ lugë çaji qimnon i bluar
- ½ lugë çaji kanellë të bluar
- 4 fileto salmon (4 deri në 6 ons, 115 deri në 168 g)
- ½ kastravec mesatar anglez, i copëtuar
- 2 gota të paketuara (40 g) rukolë
- 1 recetë salcë kosi me nenexhik

UDHËZIME

a) Ngrohni furrën në 425°F (220°C, ose shenjën e gazit 7).

b) Shtoni melin në një tenxhere të madhe dhe të thatë dhe skuqeni në nxehtësi mesatare deri në kafe të artë, 4 deri në 5 minuta. Shtoni ujin dhe pak kripë. Uji do të spërkat por do të qetësohet shpejt. Lëreni të vlojë. Uleni zjarrin në minimum, përzieni 1 lugë gjelle (15 ml) vaj, mbulojeni dhe ziejini derisa të përthithet pjesa më e madhe e ujit, 15 deri në 20 minuta. Hiqeni nga zjarri dhe ziejini në tenxhere me avull për 5 minuta. Pasi të jetë ftohur, përzieni rrush pa fara, nenexhikun dhe majdanozin.

c) Ndërkohë, qëroni dhe prisni karotat në copa të trasha 1,3 cm. Rrihni së bashku 1½ lugë gjelle (23 ml) vaj, harissa, mjaltë, hudhër, kripë dhe piper në një tas mesatar. Shtoni karotat dhe hidhini të kombinohen. Përhapeni në një shtresë të barabartë në njërën anë të një fletë pjekje të veshur me pergamenë. Piqini karotat për 12 minuta.

d) Përzieni së bashku ½ lugë gjelle (7 ml) vaj, qimnon, kanellën dhe ½ lugë çaji kripë në një tas të vogël. Lyeni me furçë filetot e salmonit. Hiqeni fletën e pjekjes nga furra. Ktheni karotat dhe më pas rregulloni salmonin në anën tjetër. Pjekim derisa salmoni të jetë gatuar dhe të skuqet lehtë, 8 deri në 12 minuta në varësi të trashësisë.

e) Për ta servirur, ndani melin e barishteve midis tasave. Hidhni sipër një fileto salmoni, karota të pjekura, kastravec dhe rukola dhe spërkatni me salcë kosi me nenexhik.

95. Kupa tajlandeze me kerri me kokos

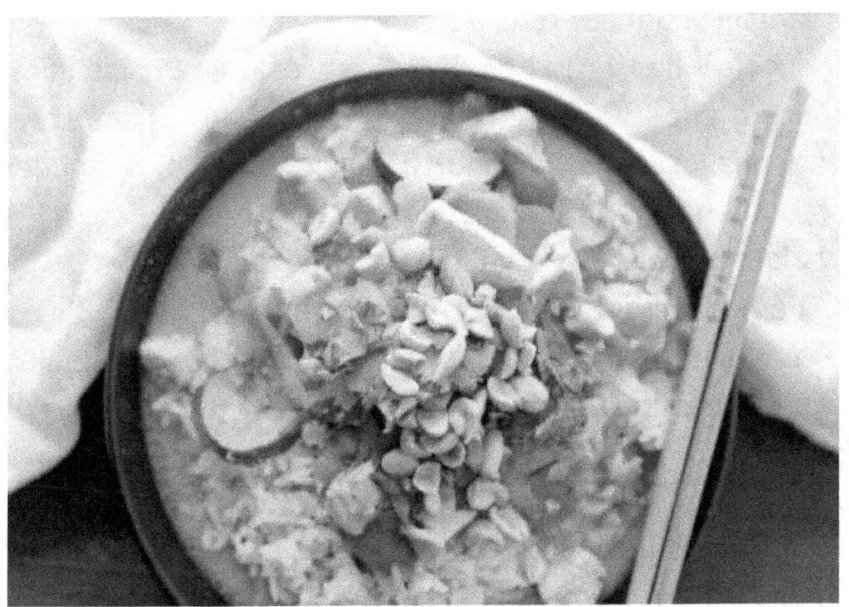

PËRBËRËSIT:

- 1 lugë gjelle (14 g) vaj kokosi
- 3 thelpinj hudhre, te grira
- 1½ lugë gjelle (9 g) xhenxhefil të freskët të grirë imët
- 2 lugë gjelle (30 g) pastë me karri të kuqe tajlandeze
- 1 (14 ons, ose 392 g) mund të qumësht kokosi pa sheqer
- 1½ filxhan (355 ml) lëng perimesh
- 1 gëlqere, e grirë, më pas e prerë në copa
- Kripë Kosher dhe piper i zi i sapo bluar
- 14 ons (392 g) tofu tepër i fortë, i shtypur, i kulluar dhe i prerë në kubikë
- 8 ons (225 g) bishtaja, të prera
- 2 lugë çaji (10 ml) tamari
- 1 kokë brokoli, të prerë në lule
- 16 ons (455 g) petë me kunguj të njomë
- 1 filxhan (70 g) lakër të kuqe të grirë
- Kikirikë të pjekur pa kripë, të copëtuar
- cilantro e freskët e copëtuar

UDHËZIME

a) Ngrohni vajin në një tenxhere mesatare mbi nxehtësinë mesatare. Shtoni hudhrën dhe xhenxhefilin, përziejini dhe gatuajeni derisa të marrë aromë, rreth 30 sekonda. Përzieni pastën e kerit dhe gatuajeni për 1 minutë më shumë. Hidhni qumështin e kokosit, lëngun dhe lëvoren e limonit dhe rregulloni me kripë dhe piper. Lëreni të vlojë, më pas ulni zjarrin në minimum dhe ziejini për 15 minuta. Përzieni tofu-në dhe bishtajat dhe ziejini për 5 minuta më gjatë. E heqim nga zjarri, e përziejmë tamarin dhe e rregullojmë sipas shijes.

b) Ndërkohë ziejini brokolin në avull.

c) Për t'i shërbyer, ndajini petët e kungujve të njomë midis tasave. Sipër shtoni tofu dhe bishtaja, brokoli dhe lakër. Hidhni sipër salcën e kerit, spërkatni me kikirikë dhe cilantro dhe shtoni një shtrydhje me lëng limoni.

96. Kupa vegjetariane Sushi

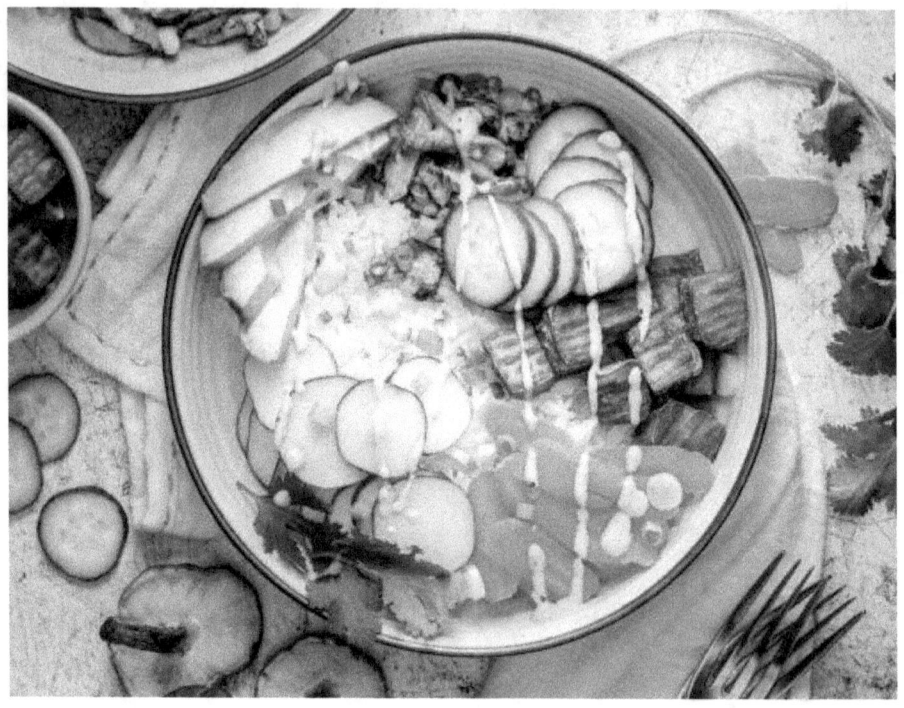

PËRBËRËSIT:
- 1 filxhan (165 g) oriz kaf
- 2 gota (470 ml) plus 2 lugë gjelle (30 ml) ujë, të ndara
- Kripë Kosher dhe piper i zi i sapo bluar
- 14 ons (392 g) tofu tepër i fortë, i shtypur dhe i kulluar
- ¼ filxhan (60 ml) salcë soje
- 2 lugë gjelle (30 ml) uthull orizi
- 1 lugë çaji (6 g) mjaltë 2 thelpinj hudhër, të grira
- 2 karota mesatare, të qëruara dhe të rruara në shirita
- ½ kastravec pa fara, i prere holle
- 2 avokado, të qëruara, të prera dhe të prera hollë
- feta
- 2 qepë, të prera hollë
- Nori i copëtuar
- Farat e susamit
- 1 recetë Miso-Ginger Salce

UDHËZIME

a) Ngrohni furrën në 400°F (200°C, ose shenjën e gazit 6).

b) Shtoni orizin, 2 gota (470 ml) ujë dhe pak kripë në një tenxhere mesatare dhe lëreni të ziejë. Ulni nxehtësinë në minimum, mbulojeni dhe gatuajeni derisa orizi të jetë i butë, 40 deri në 45 minuta. Hiqeni nga zjarri dhe ziejini orizin me kapak në avull për 10 minuta.

c) Ndërkohë e presim tofun në trekëndësha. Rrihni së bashku salcën e sojës, uthullën e orizit, 2 lugët e mbetura (30 ml) ujë, mjaltin dhe hudhrën në një enë të cekët. Shtoni tofu-n, përzieni butësisht për t'u kombinuar dhe marinojini për të paktën 10 minuta.

d) Rregulloni tofu në një shtresë të vetme në një fletë pjekjeje të mbyllur dhe hidhni marinadën e mbetur. Gatuani derisa pjesa e poshtme e tofu-t të skuqet lehtë, rreth 12 minuta. Ktheni tofu dhe gatuajeni për 12 minuta të tjera.

e) Për ta servirur, ndajeni orizin mes tasave. Sipër shtoni tofu, karrota, kastravec dhe avokado. Dekorojeni me qepë, nori dhe fara susami dhe spërkateni me salcë Miso-Ginger.

97. Lulelakra Falafel Power Bowls

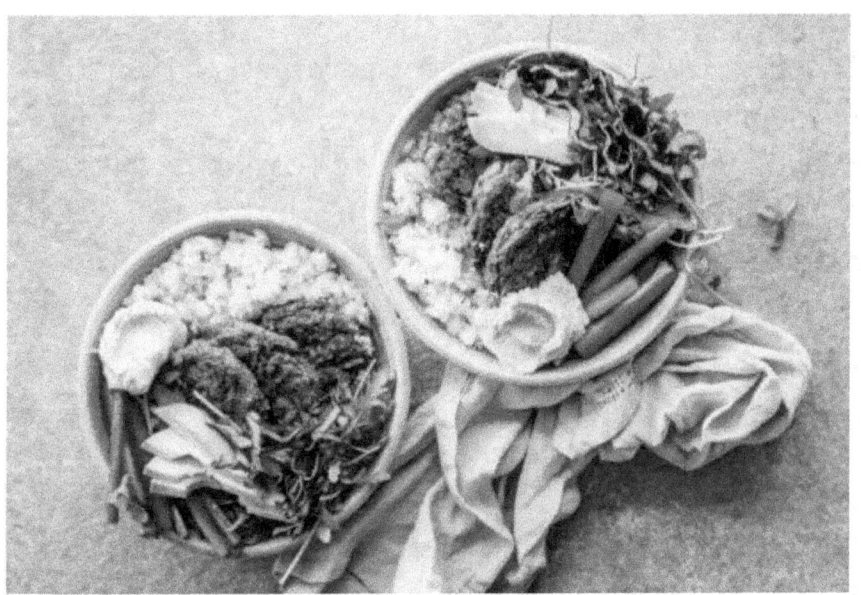

PËRBËRËSIT:
- 3 filxhanë ose 2 (15 ons, ose 420 g) kanaçe qiqra, të kulluara dhe të shpëlarë
- 1 qepë e vogël e kuqe, e prerë përafërsisht
- 2 thelpinj hudhre
- 2 lugë gjelle (30 ml) lëng limoni të freskët të shtrydhur
- ½ filxhan i paketuar (24 g) gjethe të freskëta majdanozi
- ½ filxhan i paketuar (8 g) gjethe të freskëta cilantro
- 2 lugë çaji (4 g) qimnon i bluar
- 1 lugë çaji (2 g) koriandër të bluar
- $^1/_8$ lugë çaji piper kajen
- Kripë Kosher dhe piper i zi i sapo bluar
- 3 lugë gjelle (24 g) miell për të gjitha përdorimet
- 1 lugë çaji (5 g) pluhur pjekjeje
- 1 lugë gjelle (15 ml) avokado ose vaj ulliri ekstra të virgjër
- 16 ons (455 g) lulelakër me oriz
- 2 lugë çaji (4 g) za'atar
- 2 gota të paketuara (40 g) rukolë
- 1 spec të kuq mesatar, të grirë dhe të grirë
- 2 avokado, të qëruara dhe të prera në kubikë
- Lakër turshi me lakër të kuqe ose panxhar
- Hummus

UDHËZIME
a) Nëse përdorni fasule të thata, shtoni qiqrat në një tas mesatar dhe mbulojini me ujë të paktën 1 inç (2,5 cm). Lërini të qëndrojnë të pambuluara në temperaturë ambienti për 24 orë.

b) Ngrohni furrën në 375°F (190°C, ose shenjën e gazit 5).

c) Shtoni qiqrat e kulluara, qepën, hudhrën, lëngun e limonit, majdanozin, cilantro, qimnon, koriandër, kajen, 1 lugë çaji (6 g) kripë dhe $\frac{1}{4}$ lugë çaji piper në tasin e një përpunuesi ushqimi. Pulsojmë rreth 10 herë derisa qiqrat të jenë copëtuar. Fërkoni anët e tasit, shtoni miellin dhe pluhurin për pjekje dhe pulsoni derisa masa të bashkohet mirë.
d) Hiqni rreth 2 lugë gjelle nga përzierja dhe rrotullojeni në një top në pëllëmbët e duarve tuaja. Transferojeni në një tepsi të lyer pak me yndyrë dhe përdorni një shpatull për ta rrafshuar në një disk të trashë 1,3 cm. Përsëriteni me pjesën e mbetur të përzierjes.
e) Piqni falafelin derisa të gatuhet dhe të zbutet, 25 deri në 30 minuta, duke e kthyer një herë në gjysmë të rrugës.
f) Ngrohni vajin në një tigan të madh mbi nxehtësinë mesatare. Shtoni lulelakrën e grirë, za'atarin, kripën dhe piperin dhe përziejini që të bashkohen. Gatuani, duke e përzier herë pas here, derisa lulelakra të jetë zbutur pak, rreth 3 minuta.
g) Për ta servirur, ndajeni orizin e lulelakrës dhe rukolën në tas. Hidhni sipër petë falafel, piper zile, avokado, lakër turshi dhe një lugë humus.

98. Fasule të zeza dhe kupa Chorizo

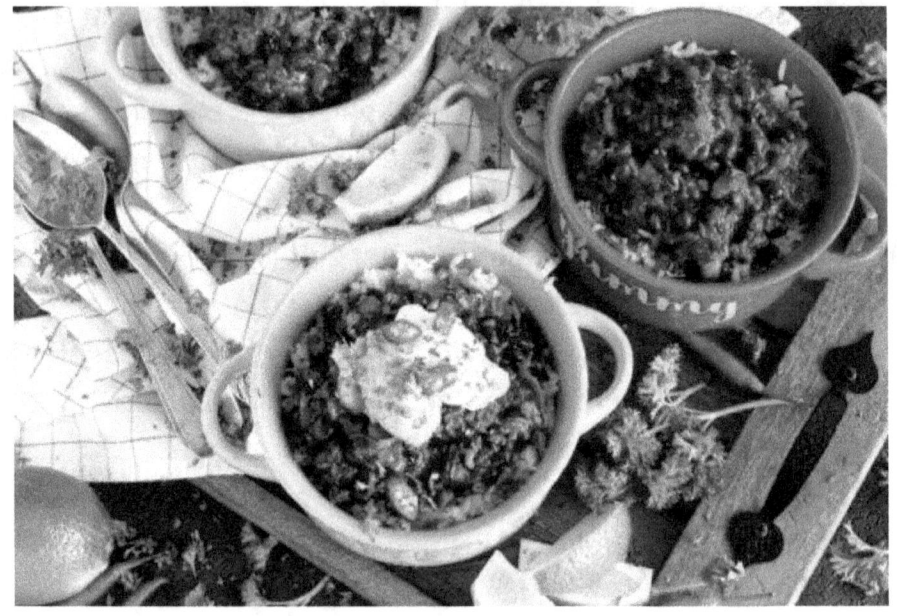

PËRBËRËSIT:

- 3 gota (90 g) spinaq bebe
- 2 lugë (30 ml) avokado ose vaj ulliri ekstra të virgjër, të ndara
- 8 ons (225 g) lulelakër me oriz
- Kripë Kosher dhe piper i zi i sapo bluar
- ¼ filxhan (4 g) cilantro e freskët e grirë imët, plus më shumë për sipër
- 8 ons (225 g) chorizo meksikan ose
- soyrizo, zorrët janë hequr
- 4 vezë të mëdha
- 1 filxhan (200 g) fasule të zeza, të kulluara dhe të shpëlarë
- Salsa
- ½ filxhan (120 ml) salcë avokado
- Ndani spinaqin midis tasave.

UDHËZIME

a) Ngrohni 1 lugë gjelle (15 ml) vaj në një tigan të madh mbi nxehtësinë mesatare. Shtoni lulelakrën e grirë dhe e rregulloni me kripë dhe piper. Gatuani, duke e përzier herë pas here, derisa lulelakra të nxehet dhe të jetë zbutur pak, rreth 3 minuta. Hiqeni nga zjarri dhe përzieni cilantron. Ndani mes tasave. Fshijeni tiganin të pastër.

b) Ngrohni 1 lugë gjelle të mbetur (15 ml) vaj në të njëjtin tigan mbi nxehtësinë mesatare. Shtoni chorizo-n. Gatuani, duke e copëtuar mishin me një lugë druri, derisa të gatuhet dhe të skuqet mirë, për 6 deri në 8 minuta. Përdorni një lugë të prerë për të transferuar chorizo në një pjatë të veshur me peshqir letre.

c) Ulni zjarrin në të ulët dhe skuqni vezët në të njëjtën tigan.
d) Për t'i shërbyer, sipër tasave me chorizo, vezë, fasule të zeza dhe salsa.
e) Spërkateni me salcë avokado dhe spërkatni me cilantro shtesë.

99. Kupat e mëngjesit me tenxhere të ngadaltë

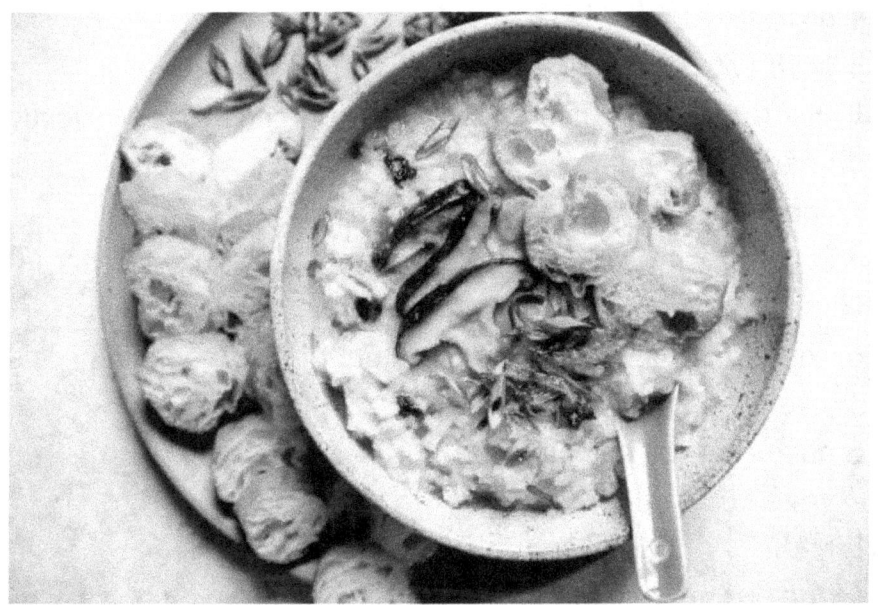

PËRBËRËSIT:

- ¾ filxhan (125 g) oriz jasemini
- 4 gota (940 ml) ujë
- 3 gota (705 ml) lëng perimesh ose pule
- 1 inç (2,5 cm) copë xhenxhefil të freskët, të qëruar dhe të prerë hollë
- Kripë Kosher dhe piper i zi i sapo bluar
- 3 lugë (45 ml) avokado ose vaj ulliri ekstra të virgjër, të ndara
- 6 ons (168 g) kërpudha, mundësisht cremini ose shiitake, të prera në feta
- 6 gota (180 g) spinaq bebe
- 4 vezë të mëdha
- Kimchi
- Qepë, të prera hollë

UDHËZIME

a) Shtoni orizin, ujin, lëngun, xhenxhefilin dhe 1 lugë çaji (6 g) kripë në një tenxhere të ngadaltë 3½ litërshe (3.2 L) ose më të madhe dhe përziejini së bashku. Mbulojeni, vendoseni në të ulët dhe gatuajeni derisa orizi të prishet dhe të bëhet kremoz, rreth 8 orë.

b) Hiqeni dhe hidhni xhenxhefilin. Përziejini, duke gërvishtur anët dhe fundin e tenxhere të ngadaltë. Ndani kongein midis tasave.

c) Nxehni 1 lugë gjelle (15 ml) vaj në një tigan të madh mbi nxehtësinë mesatare-të lartë. Shtoni kërpudhat, i rregulloni me kripë dhe piper dhe i kaurdisni derisa të zbuten, rreth 5 minuta. Lugë mbi congee.

d) Nxehni 1 lugë gjelle (15 ml) vaj në të njëjtën tigan mbi nxehtësinë mesatare. Shtoni spinaqin dhe gatuajeni, duke e hedhur herë pas here, derisa të jetë venitur, rreth 2 minuta. Ndani spinaqin midis tasave.

e) Ngrohni 1 lugë gjelle të mbetur (15 ml) vaj në të njëjtën tigan dhe skuqni vezët.
f) Shtoni vezët në tasat e congee, dhe sipër me kimchi dhe qepë.

100. Kupat e mëngjesit me hikërror dhe fasule të zeza

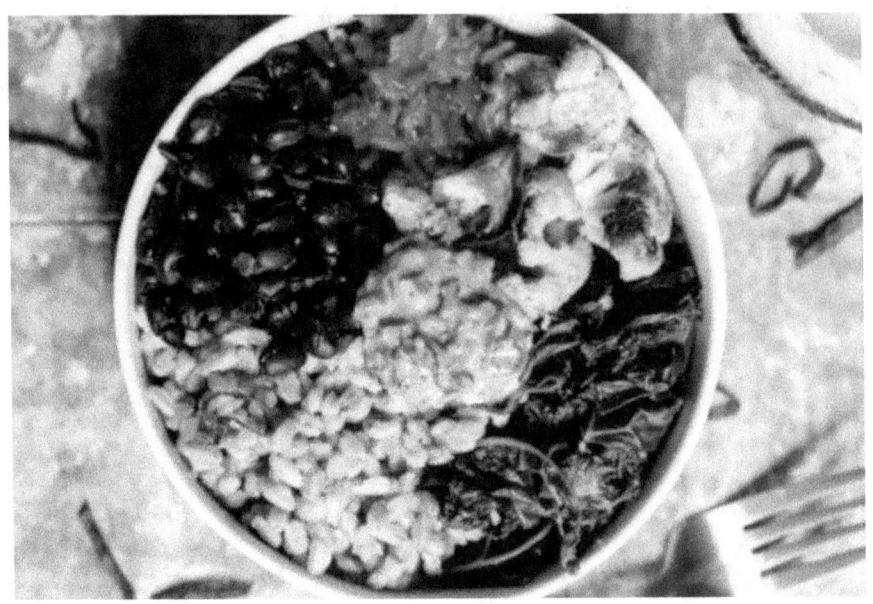

PËRBËRËSIT:
- ¾ filxhan (125 g) hikërror kasha
- $1^1/3$ filxhan (315 ml) ujë
- ½ lugë gjelle (7 g) gjalpë pa kripë
- Kripë Kosher dhe piper i zi i sapo bluar
- 4 gota (520 g) lakër jeshile të zier në avull
- 1½ filxhan (300 g) ose 1 (15 ons, ose 420 g) kanaçe fasule të zeza, të kulluara dhe të shpëlarë
- 4 vezë të ziera fort
- 2 avokado, të qëruara dhe të grira në pure
- 1 rrepkë shalqini, e prerë në feta hollë
- Feta e thërrmuar
- 1 recetë Miso-Ginger Salce
- Farat e susamit
- Piper Aleppo

UDHËZIME
a) Kombinoni hikërrorin, ujin, gjalpin dhe një majë bujare kripë në një tenxhere të mesme. Lëreni të ziejë, më pas ulni zjarrin në minimum, mbulojeni dhe ziejini derisa të zbuten, 15 deri në 20 minuta.

b) Për ta shërbyer, ndajeni hikërrorin midis tasave. Hidhni sipër lakër jeshile të zier në avull, fasule, vezë të ziera në feta, avokado, rrepkë dhe feta. Spërkateni me salcë Miso-Ginger dhe spërkatni me farat e susamit dhe piper Aleppo.

PËRFUNDIM

Ndërsa përfundojmë udhëtimin tonë nëpër "LASAT E ylberit të Gëzimit", shpresoj që kuzhina juaj të jetë bërë një parajsë ngjyrash, shijeje dhe ushqimi. Ky libër gatimi nuk është thjesht një koleksion recetash; është një festë e gëzimit që vjen nga shijimi i vakteve të shëndetshme dhe të shijshme që kontribuojnë për një ju më të shëndetshëm dhe më të gjallë.

Falemindërit që u bashkuat me mua në këtë eksplorim të shijeve, ngjyrave dhe gëzimit që vjen nga ushqimi i trupit tuaj. Qofshin këto tas një element kryesor në repertorin tuaj të kuzhinës, duke sjellë jo vetëm ushqim, por edhe një ndjenjë kënaqësie në vaktet tuaja të përditshme.

Ndërsa shijoni lugët e fundit të këtyre tasave, ju kujtoftë se gëzimi mund të gjendet në çdo kafshatë dhe shëndeti është një udhëtim që fillon me zgjedhjet që bëjmë në kuzhinat tona. Këtu është gëzimi për të ushqyer trupin tuaj, një tas shumëngjyrësh në të njëjtën kohë. Ushqimi i lumtur dhe i shëndetshëm!

www.ingramcontent.com/pod-product-compliance
Lightning Source LLC
Chambersburg PA
CBHW071320110526
44591CB00010B/962